AF397493

När livet vänder

HELENA ULNE BENGTSON

När livet vänder

En dagbok om min cancerresa och
under resan kom även corona.

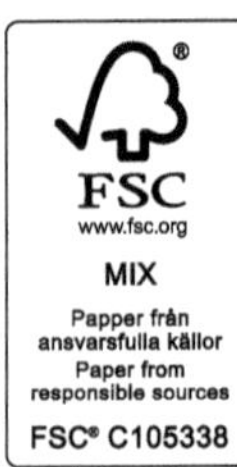

FSC
www.fsc.org
MIX
Papper från
ansvarsfulla källor
Paper from
responsible sources
FSC® C105338

© Helena Ulne Bengtson

Förlag: BoD – Books on Demand, Stockholm, Sverige

Tryck: BoD – Books on Demand, Norderstedt, Tyskland

ISBN: 978-91-8027-121-9

En bok om när man får ett cancerbesked. Hur det rör om i känslorna, hur omgivningen tar det, hur både kroppen och psyket påverkas. Livet går ju ändå vidare, men byggs på med sjukhusbesök. En lång resa som kanske stärker och får en att se och uppskatta livets små enkelheter i en ny synvinkel. Att livet är en skör tråd som kan kapas av och som i de flesta fall går att knyta ihop igen. Kanske inte lika rak och lite ärrad på alla sätt, men livet går ändå vidare.

En bok om min egen erfarenhet. Det har varit som terapi att skriva om det jag gått igenom. Att få skriva av mig speciellt om de känslor som varit. Jag har mått dåligt, gråtit, men fått tillbaka kämpaglöden. Jag tänkte att detta kan jag dela med mig av. För det är omvälvande för en själv och för ens närstående.

Jag hade en bekant som precis gick igenom liknande. Hon var nästan klar och frisk när jag fick mitt besked. Det var hennes berättelse som gav mig möjlighet att förstå vad som låg framför mig. Det var den bästa informationen jag kunde få då. Läkarna gav en annan typ av information och tidsplan om vad som väntade. Men att få prata med en person som precis har gått igenom detta är det absolut bästa. Man får mer detaljerad information om vad som händer med kroppen och mentalt. Hur vardagen kan se ut. Detta handlar om hela resan från det ödesdigra beskedet till att bli frisk efter tolv månader.

Det låter kanske inte så roligt att läsa om en cancersjuk. Men meningen här är att läsaren ska få veta vad man kan gå igenom. Få information precis som jag fick av min bekant. Lite mer detaljerat. Man har ju ingen aning om man inte gjort det tidigare. Cancer hör man ju ofta om och är ju något som man vill undvika och är rädd för, det är en ond sjukdom. Alla har säkert haft kontakt med cancer på något sätt. Någon man känner som har haft det. Men att vara den som är drabbad känns ovisst och skrämmande. Varje person och cancerform man har är ju sin egen och unik på sitt sätt. Men vi går mer eller mindre igenom samma sak, både psykiskt och fysiskt. Jag har gjort berättelsen efter mina behandlingar och min vardag. Inte alltid så glada och positiva men det finns även roliga inslag, livet är ju också roligt.

Tillägnad min mamma som gick bort i cancer 2007 men också till alla kämpar som finns där ute som fixar det och till er som precis ska börja er resa.

Innehållsförteckning

Mammografin

Oktober 2019

Jag hade fått den rutinmässiga kallelsen till mammografi. Satt nu i väntrummet tillsammans med andra kvinnor, de flesta troligen i min ålder, 50+. Alla i väntan på att få ställa sig med bar överkropp i en obekväm och onaturlig ställning med brösten, stora som små, klämda mellan två plattor, både vertikalt och horisontellt. Jag gjorde det här en gång när jag ammade, ni kan förstå att det rann mjölk och ont gjorde det.

Sjuksköterskorna gör detta med van hand, men man hoppas alltid att bilderna blir bra på en gång så man slipper omtagning. Det är ju ingen skön upplevelse.

Denna gång var det lite knepigt. Med mina små bröst stod jag tajt mot röntgen, med armen runt maskinen och kroppen vinklad. Jag kände att jag kunde falla när som helst.

Till slut var vi i alla fall klara. Jag klädde på mig och fick beskedet att friskintyg kommer på posten, annars ringer de om några dagar om det skulle vara något. Det har ju alltid gått bra så jag tackade för mig och tänker inte mer på det.

Jag sätter mig i bilen och åker ut i trafiken. Jag stannar för att handla mat på Willys. Kör sedan hemåt. Men innan jag kommit hem ringer telefonen. Jag sneglar på mobilen som ligger på passagerarsätet och ser ett hemligt nummer. Kan ju vara en säljare eller sjukhuset, tänker jag. En timme har gått efter mammografin. Jag bestämmer mig och svänger snabbt av vägen in på en parkering och hinner svara, det är från sjukhuset. Jag känner en klump i magen. De vill ha fler bilder och undrar om jag kan komma tillbaka om två dagar. Absolut, svarar jag, men frågar om bilderna inte blev bra eller om de hittat något. Jag får inget exakt svar mer än att de behöver komplettera bilderna.

I två dagar känner jag en oro, tänk om de hittat en tumör.

Dagen kommer och jag går tidigare från jobbet för att åka till mammografin. Där sitter

ännu fler kvinnor i väntrummet denna gång.
Några har med sig sina män.

Min tur, ännu en gång står jag där med bar
överkropp och kämpar med rätt vinklar, höf-
ten åt ett håll och överkroppen åt ett annat,
klart. Nej, nu ska jag in i ett annat rum mitte-
mot och göra ett ultraljud.

En sköterska tar hand om mig och gör mig i
ordning på en brits där jag får lägga mig. Hon
talar svenska med viss brytning. Hon säger
att en läkare kommer strax. Efter att jag har
legat där i kanske 10 minuter och mina tankar
har farit runt, kommer en kvinnlig läkare in.
Även hon har en viss brytning. Jag är fasci-
nerad av den blandade etnicitet och kunskap
som samlats på en och samma plats. Hon är
mjuk och vänlig på rösten, hon säger att de
hittat något som de måste titta närmare på.

Jag känner en obehaglig känsla, men samti-
digt ett lugn där på britsen. Kan inget annat
göra än att ligga där och känna mig trygg i
deras närvaro. Som på så kort tid gör vad de
kan för att reda ut dilemmat.

Läkaren släcker lamporna så att man bara
ser ljuset från skärmen på ultraljudet. Hon
letar med instrumentet hon kör över bröstet

och tittar intensivt på skärmen. Hon säger inte mycket, jag tittar på hennes blick och blir orolig. Till slut säger hon att det är något i bröstet och även i lymfkörteln i armhålan. Hon vill ta några vävnadsprover. Hon förklarar vad det innebär, att hon kommer att sticka in nålar för att ta lite vävnad från de drabbade områdena. Som de måste analysera för att se vad det är.

Ser i ögonvrån långa sprutor som de försöker dölja. Läkaren förklarar hela tiden vad som kommer att hända. Hon tar fram en till apparatur som sticks in i vävnaden och klickar till när de tar ett prov. Det sticker till när de går igenom huden och jag försöker andas lugnt när det gör ont då de kommer längre in, men allt går smidigt. När de har tagit några prover utan bedövning på grund av att det kan påverka resultatet. Tar de nu en bedövning för att skicka in en kontrastvätska för att ta en ny röntgen. Bedövningen verkar. På med kläderna igen och över till rummet där allt började för att klämma fast bröstet ännu en gång. När det är klart får jag gå tillbaka till läkaren i rummet mittemot. Hon meddelar med lugn röst att svar på proverna får jag om en vecka. Hon önskar mig lycka till.

Jag känner mig helt mör efter allt de gjort med mitt arma bröst och min armhåla. Men jag är så tacksam för deras bemötande och vad de gjort på så kort tid. Men visst, denna vecka blir en väldigt jobbig väntan.

Tankarna under veckan pendlar från värsta resultatet till att det kanske inte är så farligt. Men något är det, det har de ju sagt.

Domen 17/10 2019

Jag får en kallelse till en läkare och dagen kommer då jag och min man åker till mötet. I väntrummet får jag en känsla jag aldrig haft förut vad jag kan minnas. Ingen trevlig känsla, utan en enorm oro. Hjärtat slår i otakt. Jag har en klump i magen och har svårt att andas. Min man sitter tyst, jag ser hans oro i blicken, tiden känns oändlig.

Till slut blir vi inkallade. En kvinnlig läkare hälsar på oss och vi sätter oss ner i varsin stol. Min man tar min hand. Läkaren är ödmjuk men rak på sak, pratar tydligt och tittar mig hela tiden i ögonen, jag får genast en bra känsla för henne.

Hon säger att hon förstår att vi måste ha blivit chockade av allt som hänt.

Nu kommer domen, tänker jag.

Hon fortsätter. De har hittat en elakartad tumör i höger bröst, men inte av den elakaste sorten. Den har dock spridit sig till lymfkörtlarna i armhålan. Hon lugnar med att säga att denna typ av bröstcancer är mycket vanlig, var åttonde kvinna får bröstcancer. I de flesta fall blir kvinnorna bra. De har kommit framåt i forskning och utveckling, så hon kan se ljust på min framtid. Planen är dock cytostatikabehandling, operation, cytostatika, strålning och hormonhämmande tabletter en lång tid. Strålning är en baggis jämfört med cellgifter, då kan man jobba om man vill, säger hon.

Jag och min man har många frågor och fler lär det bli. I det stora hela och i mardrömmen jag hamnat i som huvudperson, känner jag mig ännu en gång lugn i deras händer. Här tar de bara hand om denna typ av cancer. Läkaren fortsätter att berätta att här finns all hjälp, allt från läkarsamtal, kurator, till att hitta rätt peruk när den tiden kommer.

Tanken på att tappa håret känns otroligt konstig. Det blir nog svårt att börja se sig själv i spegeln. Tror hela familjen kommer att känna så, tänker jag. Det är ju en bagatell i jämförelse med vad som händer i kroppen just nu. Något som äter upp en inifrån eller som en Alien som sprider sig. Men det är ju det yttre man kommer att se och bedöma att man går igenom någon sjukdom. Jag känner mig ju inte sjuk. Ja, många tankar snurrar i huvudet just nu. Men en sak är säker: jag har cancer.

Att ge information till nära och kära

Jag har bara varit åskådare till min cancersjuka mamma. Nu kan jag förstå vad hon gick igenom. Det jag bävar för mest är cellgiftsbehandlingen och hur jag kommer att reagera på den. Man har ju hört att det är väldigt jobbigt. Några gånger under samtalet kom det tårar. Det stod en ask med servetter på ett bord, som just då kom till användning. De är nog vana vid att ge tråkiga besked och att man ju förstås blir ledsen. Även min man grät och fick torka sina tårar.

Min man och jag åker hem och vi pratar om det vi fått reda på. Vissa stunder är vi tysta, vi har många tankar. Vi hämtar vår minsta son på förskolan. Livet går vidare och man behöver ju göra det som man alltid gör.

På kvällen sätter jag mig med min tonåriga son och berättar vad jag har fått reda på och vad som väntar. Han sitter tyst vid min sida och jag ser en oro i blicken. Det är säkert många tankar som far i hans huvud också.

Det känns konstigt, säger han när jag frågar vad han tänker. Han berättar att en kompis mamma går igenom samma sak och att hennes hår börjar växa ut. Senare ger han mig hennes telefonnummer om jag vill prata med henne. Han säger också att han kan snagga håret, en sympatigest. Vi kramas en stund. Min normalt tystlåtne tonåring som sällan visar känslor har under samtalet visat både värme och omtänksamhet.

För de närmaste och kollegor berättar jag hur mitt läge är och vad som kommer att hända.

Alla erbjuder sig att hjälpa till. Att få cancer och att berätta det gör att reaktionen blir lite chockartad och man får en respekt som är utöver det vanliga. Livet vänder på något vis och blir väldigt emotionellt. En lång kamp börjar.

Veckan efter mitt möte med läkaren som meddelat min dom. Så startar undersökningar, tre dagar i rad. Jag är överväldigad av hur snabbt de fått igång sjukhuskarusellen.

Peppsamtalet

Idag ringde jag min sons kompis mamma som precis går igenom det jag har framför mig. Jag har aldrig träffat henne, men vi har pratat i telefon och haft sms-kontakt gällande våra söner. Det blev ett långt samtal med många frågor och många svar. Det var skönt att få prata med henne. Just för att det är med någon som på riktigt förstår, som är i samma situation. Skönt för mig att få veta mer om vad som väntar framöver och säkert skönt för henne att kunna vara till hjälp. Vi kommer att höras igen.

Det jag förstod var att tänka på sig själv, känna hur man mår dag för dag, för det blir en bergochdalbana. Glömma plikter med jobb och att passa upp andra. Men ändå försöka leva så vanligt som möjligt. Göra det man tycker om, kanske måla, läsa, gå promenader, träna, fika med vänner. Vara lite försiktig i folkmassor, ha bra handhygien för att inte bli smittad då behandlingen man får sänker immunförsvaret. Känna av kroppens signaler och inte minst det mentala som också blir påverkat. Att det läkarna informerar mig är det jag kan informera andra. Att inte börja googla för det kan ge fel information.

Då kan man säga att min resa har startat

Veckan med tre dagar på raken börjar och kl. 8.30 har jag tid för magnetröntgen. MR säger sjukvårdspersonalen. Hinner knappt sätta mig ner i väntrummet innan en manlig sjuksyster ropar mitt namn. Han visar mig till ett omklädningsrum och ger mig sjukhuskläder. Han förklarar vad som kommer att ske.

Jag byter om till de något för stora kläderna och väntar en stund på en stol. Han kommer och hämtar mig och jag får lägga mig på en brits där han gör en intravenös port i armen för att kunna skicka in kontrastvätska. När det är klart går vi in i ett stort rum. Allt är vitt och sterilt. Mitt i rummet står en stor röntgenapparat, även den vit. Jag utbrister: Vad fint!

Jag är på väg att lägga mig på rygg på britsen i röntgenapparaten, då mannen säger att jag ska lägga mig på mage. Då ser jag att det är som en massagebänk med hål för ansiktet. Det som är annorlunda är två hål för brösten. Jag lägger mig på mage och placerar mina bröst i hålen, armarna ska läggas rakt fram som om jag skulle dyka. Han fixar med uttaget han satt i min arm. Jag får en alarmknapp i min ena hand som jag kan trycka på om jag skulle behöva hjälp. Det finns en spegel i britsen som är vinklad så att jag kan se rummet med stort fönster där personalen finns, det ger lite trygghet. Det är ju lätt att få klaustrofobi.

Han frågar vad jag vill ha för musikkanal, jag svarar lugna favoriter. Jag ligger still i min något obekväma ställning och han sätter på mig hörlurarna. Han går in i rummet med det stora fönstret och börjar prata lugnande med mig igenom hörlurarna. Han säger att nu sätter de igång. Musiken sätts på och jag märker att britsen åker bakåt in i röntgen. Jag är glad att jag inget ser, mer än rummet där jag har kontakt med personalen via den vinklade spegeln.

Under hela scanningen hör jag musik som försöker överrösta oljudet från röntgen. Det blir avbrott ibland i både musiken och dunkandet. Då jag hör en kvinnoröst som säger att nästa scanning varar i 1 minut, 5 minuter och som mest 7 minuter. Då och då hör jag mannens röst som frågar om det går bra. Mitt ja blir svagare för varje gång. Men jag kämpar på. Försöker räkna tiden för varje scanning. Det hela ska ta cirka 25 minuter. Jag blundar och försöker andas lugnt, tittar då och då i spegeln. Känner att mina händer börjar domna. Jag rör lite på dem. Känner paniken komma, men tänker att detta är bra och måste göras. För varje minut är jag närmre slutet på scanningen. Jag andas lugnt.

Mannen säger att nu tar vi kontrastvätskan i 7 minuter, sedan två korta på 1 minut vardera.

Jag känner inte mycket av vätskan som sprutas in i blodet och jag räknar minuterna. I spegeln ser jag till slut mannen komma ut från rummet och britsen rör sig framåt. Jag ligger kvar och rör på händer och fötter, sen armar och ben. Sätter mig långsamt upp, jag känner mig snurrig. Skönt att det är över.

Vi hälsar adjö och jag går mot omklädningsrummet något omtumlad. Byter om och behöver sitta ner en stund innan jag går till caféet där jag tar en kardemummabulle och en kaffe. Jag känner mig ynklig och att jag nu på riktigt är på gång med min långa resa till att bli frisk. Konstigt ändå, jag har ju inte känt mig sjuk. Cancer är en lymmel som bara smyger sig på och kan göra elände om man inte kommer på den i tid.

Skickar en bild på mig själv till en WhatsAppgrupp, vänner jag har. Jag berättar vad jag nyss gjort. Bilden på mig har ett fint mjukt motljus. Mitt leende är något stelt. De skickar tillbaka bilder på sig själva med lite sorgsna blickar. De berättar hur de får tårar i ögonen.

Efter fikat tar jag fram min gps för att se vart jag ska härnäst för ett ultraljud. Sjukhuset har många byggnader. Jag går till nästa adress.

Det går snabbt där också då en kvinnlig sjuksyster kallar in mig.

En ny brits och förberedelse inför undersökningen. En ung manlig läkare kommer in och hälsar på mig. Ljuset släcks ner en aning och han börjar undersökningen. Det blir en undersökning som jag gjorde när de behövde komplettera mina bilder när jag ännu inget visste.

Han ber sjuksköterskan om olika instrument, nu ska det tas nya vävnadsprover. Dessutom ska de göra kolmarkering där tumörerna sitter. De sticker in bedövning, tack och lov, så denna gång gör det inte lika ont. Sjuksköterskan håller en lugnande hand på min axel. Jag känner att jag har nära till tårar. Denna trygga hand ger så mycket kärlek just då. Jag känner mig väldigt skör. Jag har nog inte kommit över chocken än. Det tas många prover, flera gånger sticker han i mig. Till slut är det klart och läkaren tackar och går ut ur rummet. Vet inte vad som var värst eller bäst denna gång, MR eller vävnadsprover. Spelar ingen roll, detta måste göras och jag är glad att det är gjort nu. Men jag känner mig mör i bröstet och något skör i sinnet.

Hemma känner jag något vått på tröjan och

ser att det blött igenom. Jag sätter ett stort plåster över bröstet och lägger mig tidigt den kvällen.

Onkologen och forskningsstudien

Nästa dag promenerar jag till jobbet. Mitt på dagen blir jag hämtad av min man. Min syster dyker också upp på sjukhuset, hon vill vara med och höra. Idag träffar vi onkologläkaren, en lite äldre kvinna som känns erfaren. Hon förklarar min cancer på ett pedagogiskt sätt både muntligt och med skiss. Jag har något som heter Her2 negativ, en hormonkänslig tumör. Tumören livnär sig på hormonet östrogen som jag har väldigt mycket av. Jag blir erbjuden att vara med i en forskningsstudie för en förbehandling innan operationen. Får en känsla att det här ska bli bra. Biverkningar är ju värst men man får bra uppföljning och det blir extra besök och provtagningar. Mycket rör sig i huvudet nu. Inget jag behöver bestämma direkt men gärna nästa dag, så att de kan förbereda och komma igång.

Tack och lov är jag inte ensam. Min man och min syster är med som jag kan bolla med. Ingen vill ju egentligen påverka men båda är för studiebehandlingen. Det är min kropp som ska vara med om detta, men efter att ha läst all information på kvällen, bestämmer jag mig för att vara med i studien. Hur jag än gör kommer jag att få biverkningar. Det känns ju bra att få ha bidragit till ett nytt hjälpmedel för framtiden.

Dagen efter blir det ett nytt besök på sjukhuset. Min man är med, det är han hela tiden, så bra med ett par extra öron. Denna gång med forskningssköterskan och samma onkologläkare som igår. Det ordnas papper för studieuppdraget, läkarintyg och mer information. Efteråt går jag och tar blodprover. I det stora hela känns det bra men det är mycket att ta in.

Enligt forskning är det bra att träna, gärna intervallträning där man får upp pulsen, det motverkar biverkningar och ger bra provresultat. Man ska inte äta för mycket antioxidanter, då det skyddar och förnyar celler. Medicinen behöver ju komma åt tumörcellen för att göra verkan när man tar medicinerna och cellgifter. Det är ju bra för resten av kroppens celler men nu ska man attackera tumörcellen, så bort med det. Det är bra att dra ner på socker och inte börja äta en massa tillskott.

Dagen fortsätter som vanligt. Jag hämtar den minste på förskolan, äter middag tillsammans med hela familjen och sen en skön varm dusch. Jag har slutat använda deodorant. De flesta innehåller aluminium, som jag har «hört» inte är bra. Nu har jag noja att få in något farligt i armhålan, där en tumör sitter i lymfkörtlarna. Jag har även slutat använda bh, det har blivit obekvämt. Det är givetvis inbillning att det inte heller är bra. Jag somnar tidigt. Man blir vansinnigt trött av allt som händer. Det går i ett, man hinner knappt känna något. Rätt skönt förstås, men nervositeten inför alla prover, tester och all information man får tar mycket energi.

Klockan ringer kl. 3.15, jag ska till nuclearmedicinavdelningen på morgonen och ska fasta inför en skiktröntgen. Så jag går upp, gör en kopp te och en smörgås. Jag hade bestämt mig för att äta lite innan fastan. Jag lägger mig igen och det tar tid innan jag somnar.

Klockan ringer igen kl. 8, jag är väldigt trött när jag vaknar.

Det ska firas en födelsedag i familjen, så innan jag åker för att göra skiktröntgen fixar jag med födelsedagspresenter och väcker sönerna. Mitt i allt är det ju lite roliga saker som händer. Idag ska vi fira den äldste mannen i huset. Med ljus, presenter och skönsång går vi in och firar min fine omtänksamme make. Jag tror nog han låtsassov.

Sen ska alla iväg till skola och förskola. Min man och jag åker till sjukhuset, jag hade fått ny info och en ny tid igår om dagens skiktröntgen. Så nu för fjärde dagen i rad är vi åter «in action» på sjukhuset.

Jag tas om hand av en sjuksköterska som visar mig till en säng. Där finns en tv. Hon förbereder mig för kontrastvätska. Jag undrar för mig själv vad det är man för in i blodet, för denna gång ska jag vänta i en timme efter att de sprutat in detta. Så jag blundar, orkar inte titta på tv. Min man är hela tiden bredvid mig. Jag visas så småningom in i ett stort rum med en stor vit apparat, med ett stort hål och inte alls så lång tunnel som MR. Jag blir lite lättad när jag ser den. Två sjuksköterskor fixar med apparaten datortomografi (skiktröntgen) för att undersöka organ i kroppen. De ska titta på närliggande organ, i närheten av där de hittat tumören i bröstet.

Denna gång får jag ligga på rygg, med armarna uppåt ovanför mitt huvud. De pratar med mig lite grann och sen försvinner de in i ett rum med stort fönster där jag kan se dem. En av sköterskorna pratar med mig och undrar om allt är ok.

Ja, svarar jag.

Hon meddelar att jag ska ligga alldeles still. Några gånger ska jag hålla andan, när en röst instruerar mig det.

Då kör vi igång, säger hon.

Britsen jag ligger på rör sig in i hålet men jag kommer ut på andra sidan med huvudet. Skönt, jag kan titta upp i taket, jag kan andas. Maskinen låter knappt något, bara lite surrande. Långsamt rör sig britsen tillbaka in i hålet men denna är inte lika klaustrofobisk som MR. Dessutom går det fort, cirka 10 minuter så är det klart.

Alla dessa råd

Efter datortomografin åker vi till svärföräldrarna som förberett lunch för att fira min man. Efter lunchen åker jag och min man och inhandlar den önskade födelsedagsmiddagen, så mysigt med hela familjen samlad, älskar dessa stunder.

Vi träffar en bekant i affären och jag berättar om mitt tillstånd. Det blir beklagande och kramar. Det ges tips på att äta nyttigt, ta kosttillskott, röra på sig. Jag blir lite stött, då det känns mer som ett anklagande. Som om jag hamnat i min situation för att jag inte skött mig. Kanske jag överreagerar och borde borsta bort dessa tankar. Det är ju bara med välmening, men jag svarar att jag lyssnar på mina läkare. Jag ska inte äta kosttillskott eller antioxidanter under behandling, på grund av att det hindrar medicinen att ta hand om tumören. Jag tränar och äter nyttigt redan, men tack för tipsen.

Under flera dagar stöter jag på folk jag känner. Jag berättar hur det är med mig givetvis, när de frågar hur jag mår. Inget som jag döljer på något sätt. Detta är min vardag nu. Men de flesta vill ge mig tips. En vegan jag känner tyckte ju att jag skulle sluta äta mjölkprodukter, så skulle jag se skillnad. En annan tyckte att eftersom min är hormonkänslig kan jag äta rätt saker för det. En tredje att jag skulle sluta äta fet mat. En fjärde att det finns en väldigt bra dryck. Inte träna och bygga muskler en annan.

Jag vet att man vill mig väl med alla tips. Men vad vet folk om de inte varit med om detta? Jag undrar om jag skulle ha varit likadan? Läkarna vet, de arbetar med det här dagligen. Jag är till och med inne i forskarbubblan. Jag litar på vad läkarna har berättat för mig, om vad man själv kan göra för bättre resultat. Träning gör gott för bra provresultat och mot biverkningar, äta nyttigt och mindre socker, inte stressa och vila. Det är ju så jag och många andra redan lever. Jag har haft otur att få denna tumör. Jag lever ett bra liv, röker inte, dricker inte, rör mig regelbundet. Ja, det kan bli lite godis någon gång och en tårtbit vid speciella tillfällen. Så hoppas inte det har bidragit till min tumör. Allt detta är givetvis med välmening, men det är så många råd, som om jag inte redan visste något av detta.

På kvällen var jag sårbar, grät en stund. Har inte riktigt tagit till mig och känt efter, men nu kom det. Jag försöker ändå vara tacksam för att i oturen ha en bra prognos. Bra hjälp från sjukvården, att tumören jag har går att bli av med. Jag och vården kommer att fixa det här tillsammans. Nu ska jag sova, för jag kör igång på måndag igen. En ny vecka på sjukhuset. Första behandlingsdagen nalkas, det är den jag är mest orolig för. Sov gott!

Undersökningarna fortsätter och lottningen

November 2019

Söndag kväll och sitter med tända ljus. Det är mörkt nu, hösten är här som när som helst kan bli vinter. Helgen har varit bra, firat min man, gjort en utflykt och bara tagit det lugnt. Laddar inför morgondagen och nytt besök på sjukhuset.

Då var det dags igen för ultraljud och vävnadsprover. Samma läkare som förra gången och två sjuksköterskor. En tar hand om mig och ser till att allt finns tillhands för läkaren. Den andra sköterskan är från forskningsavdelningen och så snart proverna var tagna försvann hon med en liten del av mig i små plastburkar. Känns bra och spännande att jag kan bidra till forskningen.

Nästa dag är jag och min man på ny avdelning, självaste forskningsavdelningen. En sjuksköterska ropar mitt namn och jag följer henne till ett rum, där jag får sitta på en stor vadderad stol med breda armstöd. Hon tar blodprov, blodtryck, tempen. Jag får mäta och väga mig.

När jag är klar går jag och min man till den avdelning där vi nu känner oss hemma. Till onkologläkaren. Hon kommer att ge mig lottningen, vilken behandling jag kommer att börja med. Antingen klassiska cellgifterna först och sen tabletterna eller vice versa. Det blir att börja med den nya medicinen i tablettform och jag börjar redan imorgon bitti. Jag får ett paket med mina tabletter. Varje gång jag är klar med en ask ska jag lämna den tillbaka med alla arken som är tomma från tabletterna, för att få en ny. Tre veckor på raken och sen en vecka paus från tabletterna. Jag ska även ta en hormonhämmande tablett varje dag. Något som jag kommer att fortsätta med i många år framöver när jag är klar.

Första behandlingen

Jag är nervös på morgonen för hur min kropp kommer att reagera. Men först tänder jag ljus och kör ett yogapass. Jag försöker meditera, men det är svårt att släppa tankarna. Men tänker att de gör gott och en väg till att bli frisk. Efteråt gör jag en kopp te, en tallrik havregrynsgröt med färska bär och ett kokt ägg. Under frukosten tar jag mina tabletter.

Jag promenerar till jobbet, en skön höstpromenad på 15 minuter. Under hela dagen försöker jag känna efter om något händer med kroppen. Nej, inga känningar, inga biverkningar, hoppas det håller i sig.

Dagen och kvällen går fortsatt bra. Nu är det dags att sova. Imorgon tar jag nästa tablett.

Dagen efter samma rutin, yogapass, frukost, tabletterna och till jobbet. Känns som jag fått lite ny energi snarare. Kanske lite tidigt att avgöra men mår riktigt bra just nu.

Jag har gjort yoga varje morgon, varit ute och sprungit någon gång i veckan. Men idag skrev jag in mig på Friskis & Svettis. Det ska ju vara bra med träning. Jobbar inte idag så det passar bra. Det blev lite crosstraining. Det fick igång min puls och det kändes väldigt skönt efteråt. Fortsätter att gå till Friskis & Svettis regelbundet några gånger i veckan.

Det blev helg och trevlig middag med vänner. Umgåtts med stora sonen som ofta är på annat håll och yoga med syster min. Söndag eftermiddag började jag dock känna mig trött och lite nedstämd. Vet inte om det har med medicinen att göra. Eller om det är helgens program som gjort mig trött. Men jag börjar tänka på att jag faktiskt har en elakartad tumör i min kropp, som måste bort. Känner mig lite ledsen och nära till tårar. Men det får man ju verkligen vara, så mycket spänningar och tankar som måste laddas ur.

Jag får ett telefonsamtal från sjukhuset om att jag ska göra en röntgen med provtagning av vävnad igen. De har sett metastaser, en möjlig spridning mot bröstvårtan. Som de vill göra en extra koll på. De frågar om jag kan komma imorgon kl. 9. Javisst, svarar jag, utan att ha kollat med mina kollegor. Men de har sagt att de kommer att ställa upp så gott de kan. Efter att jag lagt på luren, frågar jag min kollega om det funkar och det är inga problem. Jag är så tacksam för allas uppoffringar för mig.

Rosa bandet

Kl. 9 nästa morgon är jag på plats igen på sjukhuset. Jag har med min trofaste följeslagare, min man. Jag blir inkallad nästan direkt. En ny ultraröntgen. Jag får ta av mig på överkroppen och lägga mig på sidan på en brits till en röntgenapparat. En trekantig dyna läggs bakom min rygg som stöd. Bröstet kläms in mellan två plattor. Det är som en mammografi men liggandes. Förstår varför, undersökningen tar 1 timma. En trevlig kvinnlig läkare berättar vad som kommer att ske. Hon börjar med att ta bedövning, det gör att jag inte känner något när hon senare tar vävnadsprover. Som tur är ser jag inte heller vad de gör. Jag känner bara en massa sladdar bakom min rygg och hör ljud från maskinen. Läkaren frågar ibland hur det går för mig. När det äntligen är klart blir jag omplåstrad, sätter mig upp och känner mig lite skakig. Rätt tufft att ligga i samma position utan att röra sig med ett bröst fastklämt i 1 timme. Nu får jag vänta en vecka tills jag får svar på om det är något mer malignt i bröstet.

Helgen har varit mysig med utflykt till Taxinge slotts julmarknad och Leos lekland för minstingen. Det är konstigt att jag har en tumör i kroppen, jag känner mig ju inte sjuk som sagt. Om jag tänker på det så har jag känt av en smärta i min högra axel. Men har trott att den är sliten och att en nerv är i kläm. Kanske det har börjat kännas av det som sitter i armhålan.

Psyket är för det mesta positivt. Kan se mig i spegeln och ser en bra person, kanske lite sliten.

På tv visar man reklam om hur alla drabbas på något sätt av cancer. Som den som har det eller någon man känner. Veckan innan jag fick mitt cancerbesked var det Rosa bandet-kampanj. Så det har fortsatt med påminnelse om att bidra till forskningen. Jag är den som ska fajtas, som ska bli frisk, som får sätta kropp och psyket på prov. Så speciellt vi som drabbats är ju så tacksamma för forskningens framsteg.

I denna period gick akademiledamoten Sara Danius bort i sin mycket elakartade bröstcancer som hon kämpat mot i fem år, hon blev 56 år. Hon lämnar en son som är i min äldsta sons ålder. I en intervju sa hon att hon var ledsen att inte få följa sin son i livet, att få se honom växa upp. Hon visste att hon var döende. Kom ihåg hur jag grät när jag läste detta, kunde sätta mig in i hennes situation. Sara satte djupa spår i mig. Som under mitt skrivande sitter kvar och som nog alltid kommer att finnas. Än så länge är jag inne in den lättare delen av min behandling. Man tar en dag i taget, man vet inte hur man kommer att må i kropp och själ. Man får vara tacksam att man har en ny dag. Att få leva, älska, upptäcka saker, rå om varandra. Små vardagssaker som får en att må bra. Livet är en lånad tid, man vet aldrig när den tiden är slut. Jag vill göra något gott för jorden så gott jag kan. För djur och natur som jag alltid haft en stor kärlek och kamp för. Ge kärlek till någon eller något, göra något som gör mig glad varje dag. Vad vet vi om morgondagen?

Första månaden har gått

Vissa dagar bara går som vanligt och idag hade jag ett besök på sjukhuset. Kände mig något nervös, sprang på toa några gånger hemma innan jag satte mig i min lilla bil. Åkte själv denna gång utan min man.

Jag anmäler mig i receptionen och tar mig några våningar upp där jag ska göra datortomografi. Den kom jag ihåg var ok, men är alltid lite nervöst, kanske också för att jag inte har min man med som en trygghet.

Denna gång lite annorlunda än förra gången. Behövde inte vänta en timme för att kontrastvätskan ska runt i kroppen. Utan får komma in direkt till röntgenapparaten. En ung troligen nyexaminerad sjuksköterska, ska sticka mig i armen för en intravenösport för kontrastvätska. Hon är assisterad av en annan sjuksköterska. Brukar inte vara känslig men denna gång gör det ont och hon hittar inget kärl. Dagen innan hade jag varit på blodprov så många stick på kort tid. Armen känns rätt sargad. Den mer erfarna sköterskan tar över och hittar ett kärl, men det gör redan ont och jag har fått ett stort blåmärke. Med smärtan så tryckte den på en öm tanke om vad jag går igenom och jag får tårar i ögonen. Ingen märker något förrän en tredje sjuksyster kommer och säger; du gråter. Då brast det på riktigt, kunde inte hålla igen. Jag säger att det känns jobbigt nu. Hon lägger en hand på min axel och säger att det är ok, det får man känna.

Jag lugnar mig och datortomografin går bra och jag är koncentrerad. Man ska hålla andan ibland, då känner jag hjärtat som bankar. Känner kontrastvätskan som kommer ut i kroppen. Jag blir varm och får känslan att jag kissar på mig. Dessutom en konstig smak i munnen. Det går fort och efter en kvart får jag kliva av britsen.

Efteråt ska jag träffa en gammal vän på caféet i närheten. Jag visste inte hur lång tid min behandling skulle ta men vi kommer dit nästan samtidigt.

Vi köper varsin bulle och kaffe och pratar länge. Mest om min väns händelser i livet. Hon behöver prata om sin precis bortgångna mamma och om relationstankar. Skönt att inte behöva älta mitt eller få råd, utan kan vara till stöd för henne. Vi har alltid haft nära till skratt tillsammans, så även i denna sorgliga situation, vi skrattar emellanåt och det känns riktigt mysigt.

Min stora son blir vuxen, han firas på söndagen men dagen han blir 18 år är på måndagen. Den måndagen försvinner mycket som man har haft kontroll över, bankkontot, information från skolan och man behöver inte längre min underskrift som målsman, post adresserad direkt till honom. I sinnet är han ju inte riktigt där än. Mycket att lära sig fortfarande och ibland kommer han och frågar mig om de mest simpla saker. Jag släpper bara lite i taget. Min pojk så stor du har blivit, så roligt att få följa dig. Vill se dig bli en vuxen man som snart kommer stå på egna ben. Vill vara med länge till, jag ska övervinna min cancer.

En vecka har gått med uppehåll av tabletterna och jag ska på nytt besök hos läkaren och få ny dos av tabletter. Samma dag jag ska dit ringer ett hemligt nummer. Det är forskningssköterskan som inte kan se resultaten från blodproverna.

Blodproverna? utbrister jag.

Jag ska alltså ta blodprov så nära inpå läkarbesöket som möjligt så de kan se mina värden om de kan ge mig en ny dos. De vita blodkropparna blir ju påverkade och det är viktigt att de är bra.

Oj, det har jag glömt, säger jag. Jag hade helt klart missat den informationen.

Vi kommer fram till att jag kan hinna ta blodprov innan läkarbesöket. Jag och min man åker snabbt till sjukhuset, han släpper mig vid ingången och jag småspringer till provtagningen medan han parkerar. Efter en kvarts väntan är det min tur. När jag är klar småspringer jag till en annan del av sjukhuset där vi ska träffa läkaren. Andfådd sätter jag mig ner och pustar ut bredvid min man som redan är där och väntar.

Läkaren undersöker mig och nu kan tumören kännas, en knöl som jag inte känt tidigare. Fick även besked att resultatet på datortomografin var inga problem. De kunde se två godartade cystor på levern. Jag blir skräckslagen när jag hör detta. Läkaren säger att det är inget ovanligt, man kan ha cystor varsomhelst. Blodproverna har sjunkit i värde på de vita blodkropparna. Men jag ligger på gränsen så att jag kan börja min andra månad med tabletter.

Dagarna går och jag känner mig ok, inga biverkningar som sticker ut. Men kan bli väldigt trött, håret börjar se lite tråkigt ut, mer humörsvängningar, är lättstött och kan bli deppig, känner mig mindre social, vallningar, oj, det var en del men inget som stör direkt. Nu är jag trött och klockan är bara 20.30. Jag går och lägger mig nu, god natt.

Bra och dåliga dagar

December 2019/ Januari 2020

Nästan en och en halv månad har gått med medicinen. Jag känner mig för första gången riktigt risig. Vaknar med huvudvärk, har ont i kroppen och är väldigt hängig. Blir hemma idag. Piggnar till först efter några dagar.

Nytt besök på sjukhuset, blodprov på forskningsavdelningen. Nu har det gått tolv veckor sen behandlingen började. Efteråt köper jag och min man en kaffe och bulle på caféet. Efter en timme var det dags att gå till nästa ställe. Magnetröntgen. Bävar inför den, ingen trevlig undersökning om man inte gillar att ligga still som en sardin i en sardinkonserv. Men jag vet att det är ett måste för att se hur det går med min tumör. En vänlig sjuksköterska hämtar mig och jag får byta om till sjukhuskläder. Hon sticker i min vänstra arm som verkar vara den bästa armen för att hitta ett kärl. Hon förbereder en port till kontrastvätskan. Som rutin verkar de ha att en kollega får kontrollera att porten funkar som den ska genom att spruta koksalt i. In i MR-rummet och denna gång tar jag öronproppar.

Jag lägger mig ännu en gång på mage med armarna över huvudet. I handen alarmet för behov. Sköterskan hjälper mig med hörlurarna. Ser personalen i spegeln, det känns tryggt. Sköterskan pratar med mig genom hörlurarna och skanningen börjar, går i omgångar, som mest 7 minuter. Det hela tar 40 minuter och jag får äntligen komma ut från röntgen. Sätter mig långsamt upp, de tar bort porten och jag går ut med vingliga ben och byter om. Min man sa att jag varit borta i en timme.

Julen är snart här. Jag känner mig rätt känslig, saknaden av närhet med min man. Även om han alltid ställer upp och är med mig i min resa, men vi har inte mycket egen tid. Saknaden av mina bortgångna föräldrar. Ångest över min äldsta son, som hamnat i bonusfamilj. Jag hoppas att han i alla fall känner sig älskad. Ja, saker som troligen bara jag går och funderar på. Allt blir extra tungt och jag är inte glad de närmaste dagarna. Försöker inte visa, men ibland går det bara inte.

Julafton kommer och den är mysig med bara familjen på morgonen. Saknar dock min stora son som åkt till sin pappa över jul. Det blir i alla fall julklappsutdelning och julstök. En promenad till mina föräldrars grav. Mycket folk och många finklädda, som säkert ska vidare till julfirande. Stressade föräldrar som skyndar på sina barn till kyrkan.

Hemma igen gör vi oss i ordning för vårt fortsatta julfirande. Hade en idé på kläder men blev inte nöjd, blir att hitta något annat. Till slut har jag dragit ut halva garderoben. Jag hittar något som känns ok. Blir helsvart men piffar upp med lite smycken. Det blir en trevlig julafton med resten av släkten. Dagen efter blir det en lugn och skön juldag men jag är väldigt trött.

Forskningsläkaren och fördröjd start

Idag är dagen då jag ska på läkarbesök och få träffa forskningsläkaren som dragit igång studien jag är med i. En trevlig äldre man. Jag säger att det är en ära att få träffa honom. Han säger att det är en ära för honom att få träffa sådana som mig. Han undersöker mitt bröst och lymfkörteln. Av alla undersökningar jag gjort kan han konstatera att min tumör har krympt från 1 cm till 0,6 cm. Det ser lovande ut, dock är mina blodvärden för låga för att starta nästa omgång tabletter, så jag måste ta ett blodprov på måndag, då kan det ha blivit bättre. Måndagen kommer och jag tar nya blodprover men resultatet är fortfarande lågt, så programmet förskjuts något.

Två dagar efter att jag egentligen skulle ha börjat med mina tabletter, blir det nytt blodprov. Åker direkt till sjukhusets provtagning och inte min kommuns som är kopplad till sjukhuset. På sjukhuset går det fortare att få svar då labbet ligger där. Forskarna och jag vill ju komma igång så snart som möjligt med tredje och sista månaden av den nya medicinen. Det sitter många i väntrummet till provtagningen. Men det är säkert sju dörrar som öppnas och stängs och numren betas av i snabb takt. Snart är det min tur. Efter en och en halv timme ringer forskningssköterskan som meddelar att mina värden har stigit högt. Idag kan jag börja med mina tabletter igen. Hon rekommenderar även inför nästa blodprov att jag ska röra mig lite extra, till exempel en promenad. Det skulle öka värdena.

Vintertid, men en mild sådan. Dagliga rubriker är att Australien brinner. Gör ont att se och höra hur djur som kängurur, koalor med fler arter dör och lider av alla bränder. Det kommer att hålla på i flera månader sägs det. Många civila hjälper till både på plats med att ta hand om skadade djur och med ekonomiskt stöd från andra delar av världen.

Gällande mitt immunförsvar har jag nog för första gången känt av detta, förkylning, trötthet, lite snurrig och svårt med koncentrationen.

Sista veckan med tabletterna. Sen paus i en vecka, så drar nästa medicinering igång med cellgifter. Jag tycker att det har gått riktigt bra.

Jag har tagit en dag i taget. Många tankar far omkring om hur jag senare kommer att må, det lär ju bli tuffare. Min man är klok och menar på att när jag mår dåligt så mår min tumör ännu sämre. Det är bara att bita ihop och gå igenom det hela, det ska ju bli bra till slut. Men när man ska göra något för första gången och man inte vet hur reaktionen blir är det ju nervöst.

Ny information om nästa behandling

Februari 2020

Nu är vi snart inne i februari, ny vecka och nya undersökningar. MR gjorde jag nu på morgonen. En halvtimme på mage med armarna ovanför huvudet, kontrastvätska, mycket dunkande ljud. Man känner vibration i kroppen och något som tuschar håret så att det kittlas, troligen fläkten. Samma sköterska som förra gången. Börjar känna mig hemma på alla dessa ställen och med dessa hjälpsamma människor. Resten av dagen blir jag hemma och tar det lugnt.

Dagen efter får jag två stick i armen, samma arm hela tiden. Tre stick på två dagar gör ont.

Tredje dagen är det läkarbesök. Alla resultat

är inte klara, men det går åt rätt håll, säger den kvinnliga läkaren som följt mig. Jag har slutat mina tre första månader. Hon ger mig mer information om nästa behandling som blir cytostatika (cellgifter). Det blir dropp en gång i veckan i tolv veckor. Det kommer att sättas in en PICC-line i överarmen. Det är en permanent port som har en långsmal slang (kateter). Den förs in i ett blodkärl i överarmen och som går mot hjärtat. Därifrån ger de droppen och man tar även blodprover. Detta för att cytostatikan ska gå direkt in i blodet så att inte vävnader ska skadas av cellgifterna. Dessutom fick jag reda på att man har ingen känsel i blodkärlen. Så det gör inte ont, men lite orolig är jag för att sätta in den.

Jag har känt mig lite krasslig de sista dagarna, jag har fått blåsor i munnen och ont i halsen och tröttheten kommer och går. Med all denna info och oro, blir jag lite känslig och lite deppig.

Dagen efter ett nytt besök till en ny sjuksyster som ger mig ännu mer information om kommande behandling. Kan inte klaga på att man inte får information. Senare samma dag efter ordinarie tid för mottagning ska jag tillbaka till sjukhuset. Min man är som vanligt med. Väntrummet är tomt. Blir inkallad av en sjuksköterska jag träffat tidigare, en liten, varm person med stort blont lockigt hår.

I rummet står en sköterska från forsknings-avdelningen jag träffat tidigare, vi småpratar lite. Sedan får jag lägga mig på britsen. Sköterskan med det blonda håret går ut och kallar på läkaren som ska undersöka mig. Läkaren kommer in och han ser ut att komma från Indien. Han har grått hår och är i 60-årsåldern. Han hälsar glatt och atmosfären är lättsam. Han säger lite skämtsamt att tumören har krympt, bra för mig men sämre för honom som ska ta vävnadsprover.

Han sätter igång med ultraljudet. Den blonda sköterskan assisterar, samtidigt tar hon och håller min hand när han sticker nålar i mig, sex gånger inklusive bedövningssprutan. Det gör ont och känns obehagligt men allt går ändå bra. Forskningssköterskan har fått vävnads-proverna, tackar för sig och går ut ur rummet och så även läkaren. Jag blir omplåstrad och tackar innerligt den blonda sköterskan som hållit min hand. Alla tre i rummet hade olika etniska ursprung, jag är fascinerad av att det är en så blandad etnicitet på sjukhuset. Veckans alla sjukhusturer är nu slut. Snart börjar nästa vända behandlingar, lite orolig men inte så farligt, tar en dag i taget.

Livet går vidare och min tonåring kommer hem efter en begravning, det syns att han har gråtit. En gammal klasskamrat från tidigare skola hade kämpat mot cancern i ett år minst. Men gick bort på nyårsafton, 19 år gammal, så orättvist. Min son berättar hur begravningen varit. Det hade varit cirka 500 personer, nästan hela skolan. En tung stund där den yngre brodern bröt ihop. Mamman som gjorde ett hjärta på det immiga bilfönstret när de for iväg. Jag och min son gråter och kramar om varandra.

Jag har tänkt på familjen, vännerna och på pojken som inte längre är i livet. Så tragiskt och så mycket sorg. Jag tror dock på ett liv efter döden, själen, energin från en människa lever vidare bland oss. Kan tänka mig hur pojken kämpat in i det sista. Men till slut vetat att han kommer att dö. Vilken sorg för honom och för familjen, värsta mardrömmen.

Jag har en cancer som man kan bota för att den är vanlig och hittades tidigt. Den pojken hade det mycket tuffare och förlorade kampen. Jag ska bli bra, det har läkarna sagt. Men kanske har det rört runt i huvudet på min son.

Första cytostatikabehandlingen

Stundande cellgiftsbehandling (cytostatika). Har dock sovit gott. Går upp tidigt och gör ett yogapass, så skön början på dagen. En varm dusch och sedan är det dags att väcka min man och den minsta sonen. Vi äter frukost och jag tar två olika tabletter mot allergier (en är kortisontablett) som jag blivit tillsagd att ta inför varje behandling. Min syster kommer och tar hand om vår minsta då opassande så är förskolan stängd just idag. Stora sonen hasar sig upp så jag hinner säga hej till alla innan jag och min man går.

Först ska jag få en så kallad PICC-line inopererad i vänster överarm. En typ av permanent port där cellgifterna kommer att droppas in. Vi sitter inte länge i väntrummet innan jag blir kallad. Vi går förbi en mängd bås med apparaturer och sängar, i några ligger det några personer. Vi går längst ner i lokalen och jag får gå in i ett rum, min man får vänta utanför. Två sköterskor hälsar mig välkommen. De har redan blåa operationskläder på sig, så jag ser bara ögon i stort sett. De förbereder mig på en säng som för en operation, med grönt skydd över min kropp. Vänster arm lägger de rakt ut från kroppen på en ställning. Armen tvättas åtta gånger med stora bomullstussar räknar jag det till. Det rinner kallt nerför armen som de håller rakt upp. De tar fram ett måttband och mäter från min överarm till hjärtat ungefär. De tittar på ultraljudsskärmen. Själva införseln av katetern och porten går väldigt snabbt och jag känner knappt något. Nu har jag en mackapär på insidan av överarmen, med något som liknar en avklippt strumpa som skydd. Känner knappt av den och den stör inte på något sätt.

När detta är gjort går jag och min man vidare till cancerstudieavdelningen. Vi blir hämtade av en glad och trevlig sköterska som visar oss in i ett stort rum med fyra bäddar. I en ligger en äldre dam med dropp. Sjuksköterskan ber mig lägga mig i en av sängarna och jag får en filt. Min man får en stol vid sidan om mig. Hon berättar om vad som kommer att hända. Så börjar hon hänga en påse koksalt och en påse cytostatika på en ställning och monterar med slangar till min PICC-line. Hon sätter igång det hela och pratar länge med mig och min man. Mycket för att se om jag får någon allergisk reaktion, för det får man visst på en gång om det skulle ske. Men hon ser nöjd ut över min reaktion som är obefintlig. Hon lämnar oss och jag får ringa i ett larm om det är något och om det börjar pipa i maskinen. Jag pratar med min man och vilar om vartannat. Känner ju ändå att det händer något i kroppen, blir även frusen. Efter en timme piper det i maskinen och påsarna är tomma. Sköterskan kommer tillbaka när jag ringer på larmet. Hon kopplar bort slangarna och lägger om min PICC-line. Vi är klara för denna gång och hon hälsar mig välkommen tillbaka nästa vecka.

Vi sätter oss i bilen och åker hem. Där hemma väntar min syster med den minste. Känner mig trött och tagen av dagen och spänningen som varit för allt det nya. Tröttheten blir mer och mer påtaglig och jag sover några timmar på eftermiddagen. På kvällen börjar jag känna lite pirrningar i ena foten och även lite i några fingrar. Något som visst är vanligt av cellgifterna, men som man ska vara vaksam för om det blir mycket. Men sen försvinner det. Jag är blek över hela kroppen.

Dagen efter har jag mer färg på kroppen och mår ok. Tredje dagen går jag och tränar lite lättare än vanligt på Friskis & Svettis. Har dock under dagen fått lite obehag i magen, högt upp mellan revbenen, där sitter väl magsäcken? Under kvällen får jag en olustig känsla i kroppen, smått molande i magen och kroppen. Jag lägger mig tidigt.

Peruken

Fjärde dagen åker jag och hämtar en barndomsvän som är på besök för min skull. Hon bor normalt i Italien. Det värmer mig så och hon stannar en vecka och vi kommer att umgås mycket denna vecka. Vi åker till stan där jag ska välja ut en peruk, man får en stor summa från landstinget för detta, jag får dock lägga till lite, inte billigt med handgjorda peruker.

Under min behandling kommer jag att tappa håret. Det är något som man gör och jag kommer ihåg min mamma när hon gick igenom sin behandling. Då fick jag hjälpa henne med att klippa av hennes tunna hår. Nu vet jag inte när detta kommer att ske men jag vill vara förberedd. Roligare att ha med någon som kan vara smakråd. Min kära syster kommer också. Jag får prova flera olika peruker efter vad jag önskar mig för stil. Det blir ju en frisyr och färg som jag redan har. Tjejerna tycker till och jag hittar en som jag tycker om.

Vi går vidare ner mot Östermalmstorg där en provisorisk saluhall är uppbyggd mitt på torget, medan den gamla är under renovering sen flera år. Vi går igenom den provisoriska saluhallen men går vidare för att hitta en lunchrestaurang. Jag ska bjuda mina vänner på lunch. Vi går in på Taverna Brillo. Där äter vi gott och har trevligt. Vi hinner också gå in i lite affärer. Men när jag kommer hem har jag ont i höfterna och är trött. Jag har haft en jättetrevlig dag. Men nu behöver jag vila innan jag hämtar den minste på förskolan.

Fredag och femte dagen, hämtar jag min vän igen. Nu är det så att eftersom mitt immunförsvar är något sänkt så åker jag inte gärna kollektivtrafik för smittorisken. Så jag tar bilen om jag ska någonstans. Något som står i nyheterna i dessa dagar är att det har kommit upp ett nytt virus i Kina, Covid-19. Det finns inte något vaccin mot detta virus och nu sprider det sig i andra länder. Men vi går in på Liljevalchs, en önskan från mig att se Vårsalongen. Vi hänger på låset när de öppnar men det gör flera andra också. Lite smått kallt men ingen snö. Det har varit en mild vinter än så länge.

Det är en spännande utställning. Det är många rum och vid ett tillfälle måste jag sätta mig ner, min trötthet är mer påtaglig. En tavla är ett porträtt av Sara Danius klädd i sin rosa Nobelfestkreation som var överdådig och gav många rubriker. Får tillbaka tankarna om henne och hennes cancer. Efter att vi sett utställningen försöker vi hitta ett fik nere vid vattnet men vi hittar ingen parkering.

Vi åker vidare till Fältöversten och väninnan bjuder på en riktigt god slottsstek på Thelins och vi är riktigt hungriga. Min vän går vidare på stan men jag åker hem, känner att min kropp inte orkar mer. I kväll ska vi ha tjejmiddag, så jag vilar när jag kommer hem.

Mer roligt med väninnorna

Kvällen kommer och jag promenerar till en väninna som vi ska äta middag hos, där min vän som jag varit ute med under dagen bor under veckan. Min syster kommer också med sin hund och vi får alla presenter av vår «italienska» vän som gör fantastisk keramik. Väninnan som vi är hos har gjort en fiskgryta, det är ost och bröd och en massa bakelser efter det. Vi har hur mysigt som helst och pratar minnen. Men några ska upp och jobba dagen efter och jag är rätt slut, kroppen är inte riktigt som vanligt. Så jag och min syster tackar för oss men vi kommer att ses snart igen.

Dagen efter träffar jag de två väninnorna igen och vi åker till Myrorna vid Värtan. Vi går runt och tittar, provar kläder och småpratar under tiden. Så trevligt att få göra något som man sällan gör med sina bästa vänner. I 2 timmar går vi runt och alla har vi hittat något. Sen ska vi alla åt olika håll, men vi ska ses igen på kvällen.

Det blir att kolla Melodifestivalen hos väninnan från kvällen innan, min syster är med. Vi kryper alla upp i soffan och har en mysig kväll. Vi pratar ännu mer minnen och klassiska melodifestivalsnacket om låtarna och kläderna och vi skrattar mycket.

En veckas cytostatika avklarad, nu fortsätter det.

Då har en vecka gått sen första behandlingen, den har gått i stort lindrigt. Mest en trötthet som inte funnits tidigare. Den trevliga sjuksköterskan från förra gången hämtar mig i väntrummet. Allt går smidigare denna gång. Troligen är jag mindre nervös, jag vet vad som väntar. Rengöring av PICC-line, droppet av cellgifterna och omplåstring tog en och en halv timma. Min man är med, det känns så tryggt. Det är två personer till i rummet. En äldre dam och en kille på runt 30 år. Verkar vara första gången för båda. Killen verkar ha det tufft, ska visst tillbaka varje vardag i flera veckor. Troligen ser man varandra igen, som jag såg en dam i väntrummet från förra gången.

Dags för tredje dosen cytostatika, jag och min man sitter i väntrummet och det är lite fördröjning, sjuksköterskan har mycket. Jag kommer in i ett rum med fyra bäddar och är alldeles ensam. Mina blodvärden ser bra ut, så det är bara att köra på, rengöring av PICC-line och koksalt och sen kör vi på med cytostatikan. Jag varvar med att prata med min man, kollar telefonen, vilar, pratar och så vidare. Det tar cirka en timme innan påsen med cellgifterna är slut. Apparaten börjar pipa och jag trycker på alarmknappen som sköterskan lagt nåbar för mig där jag ligger i sängen. Jag behöver under halva tiden alltid gå på toaletten. Det fylls ju på med koksalt och cytostatika, så jag blir väldigt kissnödig. Ser andra som måste göra detsamma. Jag har inga allergiska reaktioner även om jag sänkt kortisontabletterna till hälften. Dessa tar jag hemma en timme innan jag ska vara på sjukhuset. Detta för att skydda magen och andra organ i kroppen mot cytostatikan som sköterskan berättade kommer från idegranen. Jag blir dock lite frusen, trött och blek när jag ligger där.

Min man skjutsar mig hem. Jag äter lunch för aptiten är det inget fel på. Vilar i soffan, blir väldigt trött efter behandlingen. Sen är det dags att hämta den lille på förskolan. Vi går och handlar och leker lite när vi kommer hem, sen tar vi det lugnt i soffan framför barnprogram. Dags att fixa middag och jag gör en risotto alla milanese, som blir uppskattad. Inser att det är viktigt att göra små vardagssaker, gärna något man älskar att göra som en enkel risotto. Men också vila kroppen när den säger till att nu är jag trött.

Mår ganska ok dagen efter cellgifterna, även om jag sovit dåligt. Jag har känt hjärtat slå väldigt, som hjärtklappning. En obehaglig känsla i kroppen, lite som panik, molande värk i kroppen. Ligger i sängen och funderar på mina föräldrar och min hund som inte finns längre. Men på något sätt känner jag att de är med mig. Helt plötsligt släcks ljusslingan som hänger i fönstret. Vi tänder den på kvällen, det är ju fortfarande rätt mörkt och några julljus hänger kvar. Jag får känslan att det är mina föräldrar som vill visa att de är med mig. Men jag måste ändå gå upp för att kolla om batterierna är slut eller om det är glapp. Men nej! Den är på Off. Jag provade att tända och släcka några gånger. Man får tro vad man vill om detta, men jag kände mig lite gladare och tryggare.

Tredje dagen vaknar jag upp med gott humör och känner mig pigg. Tar sonen till förskolan. Kommer hem och fortsätter mitt måleri av en tavla jag börjat på, den står redan framme på köksbordet. Efter lunch tar jag en promenad till mitt jobb och hälsar på min vikarie. Hon hade fixat bullar och jag hade med Delicatobollar. Vi fikar och pratar om jobbet och annat. Mysigt, men under tiden börjar jag känna av något i magen, högt upp mellan revbenen igen, typ magkatarr.

Min mage blir värre på kvällen, en obehaglig känsla. Börjar även känna mig lite nere och har ont i hårbotten. Jag tappar mer hår nu men ingen fara än. Jag lägger mig tidigt denna kväll. På morgonen mår jag inget vidare alls, huvudvärk, ont i hårbotten och dåsig, idag blir en lugn dag.

En dag in i tredje veckan och efter att jag avklarat tre cellgiftsbehandlingar märker jag att håret verkligen börjar rasa. När jag duschar och borstar håret kommer mer hår än vanligt, golvet fylls av mitt svartfärgade hår. Jag dammsuger ofta då det är hår överallt. Jag tror att jag kommer att be min man snagga av mig håret snart. Det kliar i hårbotten, känns bara jobbigt att se håret åka av. Kan ju inte vara lång tid kvar tills man ser stor skillnad.

Då åkte håret av

Efter någon dag ber jag min man raka av mig håret. Jag sätter mig på en stol i hallen framför hallspegeln. Först tar han en vanlig sax och klipper bort längden. Jag ser långa sjok av hår falla till golvet. Jag ser ut som ett troll. Sen fram med rakapparaten, nu kör vi, jag försöker vara stark. Men när allt är klart och jag bara har några millimeter kvar av håret och det är även mycket grått. Så börjar jag gråta. Min man kramar om mig och säger att det är fint. Men det ser konstigt ut, så ovant att se mig själv med så kort hår. Det blev dessutom väldigt svalt på hjässan. Så jag tar fram en mössa som åker av och på vartefter jag blir varm eller kall.

Jag har nu fått min fjärde dos och efter det har veckan gått väldigt bra. Jag har behövt någon tupplur men det har också blivit många promenader. Då vi är hundvakter till min systers hund under sportlovet. Dessa promenader har nog hjälpt en hel del. Att vara ute i naturen och röra sig hjälper för kropp och själ.

Jag har också hunnit med att träffa forskningsläkaren som kunde konstatera att det är en stor förbättring. Tumören är radikalt liten nu. Men det är en bit kvar på min behandling.

Häromkvällen blev jag dock något deppig, grät och kände mig ynklig. Men dagen efter var allt mycket bättre. Inser att humöret går väldigt upp och ner.

Pratstund med en annan patient

Mars 2020

Femte behandlingen, en annan sjuksyster tar hand om mig idag, trevlig och rutinerad. Ser killen som jag såg för ett tag sen som var där för första gången. Han har också rakat av håret. Jag börjar vänja mig med mitt hår som är kvar. Men jag har gärna en mössa på mig. Jag, min man och killen pratar lite om vår cancer, han har testikelcancer och har en ok prognos men gör sina cellgifter fem dagar i veckan i några veckor. Han har mått dåligt, men när vi ser honom ser han pigg ut. Känns bra att prata med någon som är där med något liknande.

Som vanligt lämnar min man mig hemma och han åker vidare till jobbet. Som vanligt är jag trött och hela kroppen är blek. Men jag tar direkt en promenad med hunden. Tunga steg och andfådd men glad att få vara ute och röra på mig. Jag värmer sen lite rester till lunch, orkar inte laga något. Sen lägger jag mig i soffan och somnar djupt. Tröttheten är påtaglig, likaså suget att äta. Normalt får man dålig aptit.

Viktigt att allt runt omkring känns bra

Sjukhusbesök igen, veckorna går fort. Min man är med, många i väntrummet, jag tror att jag kan vara yngsta patienten där idag. Sjuksköterskan som tog hand om mig första gången och de flesta av gångerna hälsar mig välkommen. Hon visar mig ett behandlingsrum, som vanligt med fyra bäddar. En är upptagen av en kvinna jag sett i väntrummet som förbereds för sin behandling. Alla är vi där för att få intravenösmedicin in i våra ådror.

Igår kände jag mig känslomässigt låg, var inte mycket bättre på morgonen. Saker som triggar igång, som att vara i behov av närhet, men att andra inte alltid förstår det. Vet att det kan vara löjligt men ibland känner jag mig liten och behöver bli ompysslad.

Koksaltlösningen sätts igång och sjuksyster pratar med mig, frågar hur jag mår och säger att proverna jag senast tagit ser bra ut. Nu halva vägen gjord och halva kvar av denna behandling. Jag och min man lämnas ensamma när cytostatikan är igång. Ser de två tomma sängarna fyllas, en med en äldre man och en med en kvinna som har sin man med sig. Verkar vara första gången för henne. Jag känner mig erfaren redan, vet vad som ska göras och hur det känns. Pratar med min man, kollar telefonen, vilar, slumrar till lite, går på toa två gånger. Det rinner ju rakt igenom, ja, samma sak varje gång. Efter cirka 2 timmar är allt klart, min man kör mig hem och det blir en lugn eftermiddag.

Vänlighet

Fyra dagar efter att jag fått cytostatikan ska jag på MR. Jag hade börjat känna den där obehagskänslan i kroppen och jag kände mig deppig. Känslan är svår att beskriva. Inte direkt ont men lite influensaont i kroppen, panikkänsla och väldigt skör mentalt. Jag hade sagt till min man att jag kunde ta mig till sjukhuset själv. Men när det närmar sig ringer jag honom i alla fall och ber honom följa med. Han hämtar mig och vi kommer fram och sätter oss i väntrummet. I rummet sitter en man, han är taxichaufför, det syns på hans kläder. Jag är lite nervös, som vanligt inför MR, det är en rätt jobbig undersökning. Så jag känner en orolig mage och behöver gå på toa. När jag kommer ut i väntrummet igen har en äldre kvinna kommit ut och sitter nära mannen med taxiuniformen. Hon har ett stort förband runt näsan. Hon verkar lite uppgiven men mannen kramar om henne och pratar med hög men lugnande röst. Får känslan av att det är hans mamma. Jag och min man ler, det är fint att se. En sjuksköterska kommer ut och pratar med dem. Sköterskan ska tillbaka in i behandlingsavdelningen men har glömt sitt passerkort. Situationen blir nära på något vis, vi alla pratar lite med varandra. Till slut ser vi en sjuksköterska på andra sidan glasdörrarna som kan släppa in henne.

Då var det min tur, en sköterska som jag träffat förra gången visar in mig till ett omklädningsrum och jag får byta om till sjukhuskläder. Fick en för tajt tröja så när hon kommer tillbaka får jag en ny bekvämare. Vi går in i ett rum där jag får en port för kontrastvätskan, en till sköterska kommer in för att dubbelkolla att det fungerar med koksalt.

In i stora rummet med MR, får öronproppar och öppnar skjortan så brösten blottas, lägger mig på mage med brösten i håligheterna på britsen. Ansiktet lägger jag på ett stöd med hål i där en spegel sitter så jag kan se kontrollrummet. Får en alarmknapp som en gummiboll i ena handen. Hörlurar med kanalen lugna favoriter, lite dålig mottagning, men det gör inget. Det kommer att dunka ändå, men det är skönt med lite avledande musik. Sjuksköterskorna går in i kontrollrummet och börjar prata med mig så jag hör dem säga i hörlurarna att nu sätter de igång. Det blir kortare än vanligt. Skönt, tänker jag. Det börjar dunka och musiken försöker överrösta. Det blir korta pauser och sköterskan säger att de kommer att köra kontrastvätska och 5 minuter. Jag känner en metallisk smak i munnen. Men sen är det över och britsen körs ut ur hålet i maskinen. Är lätt snurrig när jag sätter mig upp. De tar bort porten i armen och jag blir omplåstrad. Vi säger hejdå och jag går och byter om. Min man kör mig hem. Det regnar ute. Jag lägger mig och vilar.

Tiden går fort och nu har corona kommit

Nästa dag strålar solen och jag tar en lång promenad. Kommer hem och målar klart två tavlor. Tiden går i alla fall fort.

På lördagen blir det joggingrunda med min man och den minste. Älskar att vara ute och idag lite extra när solen skiner.

På söndagen vaknar jag innan de andra då passar jag på att kör ett yogapass med meditation. Blir lite känslig. Lätt till tårar igen, jag orkar inte alltid vara stark. Inte så mycket för min sjukdom denna gång. Men tankar på den oroliga och orättvisa värld vi lever i. Barn och djur som far illa, coronaviruset som börjar sprida sig över världen. Tankar på mina barn om hur det ska gå för dem. Dagen blir ändå rätt bra till slut.

Måndag och sjunde dosen cytostatika, veckorna går fort. Börjar förstå hur kroppen reagerar, när jag börjar känna mig lite krasslig vid tredje dagen och hur det blir bättre i slutet på veckan. Nu har sjukhusen infört att anhöriga inte får följa med för att minska antal människor för smittorisk av coronaviruset som nu satt sig i Sverige. Speciellt efter sportlovet då många varit i alperna och fått med sig viruset. Italien är mycket drabbat. Man ska hålla minst 2 meters avstånd från varandra, tvätta händerna ofta, nysa i armvecket men framför allt för minsta lilla känsla att vara sjuk stanna hemma minst två veckor i karantän. De som kan jobba hemifrån ska göra det.

Så ensam tar jag min lilla bil ut i snöblandat regn. Att inte åka kollektivt, där smittorisken är stor. Konstigt nog lite mindre bilar och absolut lättare att hitta parkering vid sjukhuset. Det sitter fem cancerpatienter inklusive mig i väntrummet. Två har anhöriga med sig. En sjuksköterska kommer till väntrummet och ber vänligt alla anhöriga att lämna lokalen. En cancerpatient som är där för första gången står på sig att hon vill ha sin dotter med sig. Några av oss i väntrummet pratar lite med henne. Jag blir uppropad av min sjuksköterska. Hon är trevlig och vi pratar om veckan som gått. Som vanligt i ett rum med fyra bäddar. Hon rengör min PICC-line och tar prover. Hon sätter igång min behandling. Det känns konstigt men samtidigt lite stort att vara där själv. Jag fixar ju det här. Efter en stund kommer hon som var där för första gången in med sin dotter, hon fick som hon ville. Förstår henne, känns nervöst första gången. Vi hälsar på varandra igen.

Min behandling går bra och jag pratar med sjuksyster om våra söner som vi har i samma ålder, om coronaviruset som satt sjukhusen i första front. Vi säger hej då och att vi ses snart igen.

Jag går ner till presentbutiken som finns i huset. Köper några roliga grejer och lite godis.

Tar det lite lugnt och inte direkt hem som vi brukar, bestämmer min tid, känns bra. Åker hem i solsken, men är väldigt trött som vanligt efteråt. Jag somnar i soffan och sover väldigt djupt.

Veckan har gått bra. Men jag börjar känna mig dålig dag tre och det håller i sig i några dagar. Det blir som en influensaliknande känsla i kroppen, ont i kroppen, trött, lite deppig. Men annars är allt som vanligt, alla gör sitt. Men i dessa coronatider är nu tre av fyra familjemedlemmar hemma. Min man, jag och stora sonen som pluggar hemifrån online. Gymnasieskolor, universitet och högskolor har stängt. Grundskolor och förskolor är fortfarande öppna, detta för att de från gymnasiet och uppåt kan ta ansvar för sig själva. Men enligt rekommendationer från regering och ansvariga myndigheter ska man vara hemma så mycket det går. För att inte bli smittad eller smitta andra. Viruset är tufft för äldre och de som har underliggande sjukdomar. Flera har dött av det. Lömskt virus och det finns inget vaccin mot det än. Sjukhusen har bråda tider och gör vad de kan för att hjälpa. Egentligen verkar man inte veta så mycket om det, nytt för sjukvården. Drog över världen och framför allt Europa som en tsunami, Italien har många smittade. Det var därifrån många från Sverige tog med sig viruset efter sportlovet. Känner några som troligen haft det. Tuffare influensa och är långdragen i flera veckor.

I Kina, där allt började, har inga nya fall av smittade förekommit. Där stängde de ner allt, alla i karantän. Så nu har livet börjat så smått återgå till det vanliga. Resten av världen är i karantän. Det är väldigt mycket politik i det hela. Trump anklagar Kina för att ha startat viruset, ett osynligt krig. De som är minst drabbade av viruset är barn. Skolor och förskolor är fortfarande öppna också för att barn i den åldern behöver en förälder som tar hand om dem. Så av arbetsmässiga och ekonomiska skäl och för att barn inte är en riskgrupp, så är de fortfarande öppna. Äldre och de med underliggande sjukdomar och dåligt immunförsvar är värst drabbade. Så jag är i riskgruppen och jag med min familj måste vara försiktiga.

Åttonde behandlingen. Tog bilen själv. Anhöriga får inte följa med om man inte har ett handikapp och inte klarar sig själv. För att minska antalet personer och smittorisken. Det var lätt att hitta parkering, det märks att det är mindre folk. Även i hissarna åker man gärna själv. Man får stå högst tre personer och det finns informationsblad i hissen om hur man ska stå.

Sjuksköterskan som haft hand om mig från start hämtar mig och det är samma rutiner med frågor om hur jag mår. Hon förbereder min PICC-line med rengöring och sätter igång koksalt först för njurarnas skull, sen kör vi igång med cytostatikan. Kikar på vägguret och kan då räkna ut när det borde vara klart, cytostatikan jag får tar cirka 1 timma.

Den unga killen som jag träffat tidigare fick en säng i samma rum, vi pratar lite. Sista behandlingen för honom, han har hållit på fem dagar i veckan i fyra veckor. Hans dagar har då varit längre, nästan en hel dag. Så han har haft matlåda med sig till lunch.

Jag läser lite i min bok, skriver till mina vänner på WhatsApp, slumrar en stund. Allt som allt är jag klar efter 2 timmar. Åker hem och som vanligt är jag trött. Det blir att ta det lugnt och jag somnar en stund. Hämtar minstingen på förskolan på eftermiddagen för att komma ut och röra på mig.

Dagen efter känner jag mig mycket bättre, jag tar en lång rask promenad när jag lämnat sonen på förskolan. Solen skiner och jag känner mig pigg och glad.

Tredje dagen har jag läkarbesök. Jag hade ringt för att fråga om min man kunde få följa med och vi fick ja för det. Men när vi blir hämtade av min läkare backar han lite. Som alla framför allt äldre är man rädd för att bli smittad. Han sa att han försökt avboka tiden, men det har jag inte fått någon info om, ja, annars hade vi ju inte varit där.

I vilket fall som helst undersöker han mig och resultaten ser bra ut. Det blir mer planering framöver och han sjukskriver mig till och med augusti.

Jag blir lite trött och låg på eftermiddagen, som det brukar vara vid tredje, fjärde dagen. Den obehagliga känslan smyger sig på i kroppen. Men med middag och lite sällskapsspel tillsammans blir jag gladare. Men tankarna går till min långa sjukskrivning, jag missar mycket med jobbet. Även om jag är med online på våra veckomöten och någon gång går jag dit. Min vikarie, en gammal vän, är mycket uppskattad. Så glad att jag tänkte på henne,

att både hon och mina kollegor blev nöjda.
Men jag vill ju inte mista mitt jobb, jag är ju
konsult och inte anställd. Men enligt min chef
är det ingen fara.

Det fortsätter som vanligt

April 2020

I dag nionde behandlingen. Inte mycket trafik i dessa coronatider. Fredagar ringer alltid en sköterska för att höra hur jag mår. För har jag några coronasymptom ska jag inte komma. Men jag är försiktig och min familj också. Man är rädd för att få smittan. Man hör hur tuff och långdragen den är och att man kan dö. En jobbig död, stor rädsla, svår andnöd. De som är illa däran sövs ner. Tror man kvävs till döds eller något organ blir påverkat och slutar fungera. Hemskt att få uppleva denna pandemi i sin livstid. Tidigare fanns ju spanska sjukan och pesten. Men sen har det ju uppstått i vår tid även sars, fågelinfluensan, aids och ebola. Men med corona är verkligen hela världen drabbad. Något som även sjukvården har blivit överraskade med och det skrämmer ju att de inte vet hur man riktigt ska handskas med denna sjukdom. Det finns dessutom ingen vaccination. Men de som arbetar med dessa sjuka gör ett fantastiskt jobb och är ju själva utsatta.

Min ordinarie sjuksköterska hälsar mig välkommen. Jag får en säng och en filt och snart är vi igång med behandlingen. Vi pratar mycket om coronakrisen och deras förhållningssätt. Hon berättar att Covid-19-avdelningens intensivvård ligger ett plan ovanför. Men som det ser ut i dagsläget har cancerpatienter prioritet, inga avbokade operationer etcetera. Känns ju lugnande, har kommit så långt i min behandling så det vore bortkastat om jag inte fick fortsätta. Det känns också lite obehagligt att avdelningen för smittan är strax ovanför.

De fyra bäddarna fylls, bara kvinnor. En äldre dam jag pratat med tidigare och två yngre, som jag ungefär eller yngre. En har med sig en anhörig. Den unga patienten har ett urholkat ansikte, ser lidande ut. Man får intrycket av anorexi.

Droppet påverkar mig, jag blir trött och får en konstig smak i munnen. Vilar mest, tittar ut igenom de stora fönstren, det snöar lite. Behöver som vanligt gå ungefär vid halva tiden på toaletten. Allt går enligt rutin. Sköterskan monterar bort droppet och gör i ordning min PICC-line. Vi hälsar att vi ses nästa vecka. Det är rätt tomt med folk i sjukhuset och jag åker ensam ner i hissen till garaget och min bil. Hemma äter jag lunch och det blir mycket vila den dagen.

Dramatik i familjen

Jag får reda på att min äldsta son träffat en kompis hemma hos honom för en vecka sen och någon dag efter hade kompisen blivit sjuk, feber, hosta och influensasymptom. Nu var hela den familjen sjuk. Jag blir ju nojig av viruset som härjar. Men visst en vecka har ju gått sen de sågs och min son mår bra och killen var inte sjuk när de sågs.

Vi andra åker till landet tills jag ska på nästa sjukhusbesök om en vecka. Då kan stora sonen vara hemma själv i karantän. Känner mig arg, deppig och irriterad hela dagen.

Landet var härligt men också dramatiskt, kunde ha slutat illa. Säger det, att det är bara elände just nu. Hur mycket ska man orka, inte konstigt att man deppar ihop ibland. Man blir skör och liten och vill helst vyssjas i sin mammas famn när man var ledsen eller i sin mans famn i dagsläget. Men här var det jag som fick ta hand om honom istället. En dag var det riktigt blåsigt och grått med snöblandat regn. Min man ville flytta båten till framsidan av huset där det var lite mer lä. Jag skulle ta emot honom där. Så jag började klä på mig ytterkläderna, under tiden han gick ner till båten. Men hinner inte gå utanför dörren innan en dyblöt och skärrad man kommer in och slänger sig på sängen i närmsta rummet. Min man har fallit i vattnet. En stor våg hade fått tag i båten när han hoppade i och han föll bakåt och slog i ryggen mot bryggan. Vi tänker ju senare på händelsen och om han hade slagit i huvudet ... nej nej, försöker slå bort tanken. Nu gick det bra, men vi säger att vi alltid ska gå tillsammans vid dåligt väder.

Han är kall, blöt och chockad. Jag ser till att han får av sig kläderna och på med varma täcken och filtar. Han får lite juice för blodsockret och sen lite varmt kaffe. Det tar hela dagen, så blir han lite bättre. Men han har slagit i ryggen och det gör ont och han tror att något revben har gått av. Det blir en speciell vistelse på landet denna gång.

Sista cytostatikan för denna gång

Veckan har gått och nu tionde behandlingen. Coronatider och det är en hel del bilar, de flesta tar väl bilen nu. Man vill inte stå och trängas i en buss eller i tunnelbana. Fyra kvinnor i rummet i varsin säng som blir ompysslade av sjuksköterskorna. Jag är näst äldst denna gång också skulle jag tro, så mycket unga cancerpatienter. Man pratar inte så mycket med de andra. Även om man säkert skulle tycka det var trevligt, men man är i sin egen bubbla och man blir trött och vill helst vila.

På väg ut går jag förbi caféet och köper fyra kardemummabullar som jag vill bjuda på hemma. Kortläsarna har de satt på ett bord utanför disken för längre avstånd från kassan. Plastskivor uppmonterade framför kassan. För att skilja kund och personal. Påsen med bullar ställer expediten på en egen plats på disken och sen får jag ta den, så att inte våra händer möts.

Jag har nu kommit till den tolfte och sista dagen för cytostatikabehandling för denna gång. Min sjuksyster som mest har haft hand om mig hämtar mig i ett nästan tomt väntrum, bara jag och en ung kvinna till. Jag får en säng i ett av behandlingsrummen och förblir ensam under hela behandlingen. Under coronatiden har folk dragit sig för att söka vård, säger sköterskan, man är orolig. Nyligen gick Adam Alsing bort i sjukdomen, han var född samma år som jag.

Jag berättar att jag blivit väldigt öm om naglarna och de har blivit missfärgade och ändrat karaktär, lite tjockare. Det är en biverkning man kan få, alla snabbväxande celler blir ju påverkade av cellgifterna. Som hår, naglar, hud och slemhinnor. Jag får då kylvantar och kyltofflor som ska förhindra att cytostatikan går ut till tår och fingrar. Kallt men ligger hela tiden ut med dem på, förutom när jag måste tömma blåsan, som vanligt. Kan ju inte läsa eller hålla i min telefon så det blir att jag slumrar mest.

Man tar ut min PICC-line (katetern) ur armen också. Det blir lättare och jag slipper åka och rengöra varje vecka. Skönt, nu kan vi åka till landet bort från viruset och stanna tills jag ska opereras. Jag pratar länge med min sjuksköterska om det som råder i världen. Hon säger att de fått förfrågan om att ställa upp på Covid-19-avdelningen när det kan behövas. Det är ju blandade känslor förstås. Vi har dessutom söner i samma ålder så det är roligt att prata om. Det är ju snart studenten och det kommer inte kunna bli en vanlig student. Med mössmottagning, utspring, studentfester på grund av rådande pandemi. Hon är dessutom född samma dag som jag fick jag reda på, år har jag inte vågat fråga om. Jag köpte henne en liten present då när jag var på behandling, nummer 2 i raden tror jag att det var. Det känns skönt att avsluta det här för ett tag. Kroppen får rätt mycket stryk, men man får tänka på att tumören får ännu mer stryk. Jag är så tacksam och känner en sådan respekt för deras yrke. Vi kommer säkert att ses igen när nästa behandling kommer igång. Vi hälsar hej då så länge. När jag kommer hem är jag ganska pigg så det blir en promenad med maken och cyklande 5-åring son.

En vecka har gått sen sista cytostatikabehandlingen och vi har åkt till landet. Men innan hade jag möte med en kirurg på Bröstcentrum. Jag fick information om min operation som kommer att ske 6 maj, alltså om en och en halv vecka. Under dessa coronatider händer det förändringar så jag kommer att bli opererad på ett annat sjukhus. Jag fick mycket information och även träffa en sköterska som gav mig ännu mer information. Jag kommer att vara med i en studie för bh efter operation. Så jag blir lottad en variant som jag ska ha med mig på operationsdagen. Den ska jag ha på mig så ofta jag kan, helst dygnet runt i tre veckor. Sen jag fick mitt cancerbesked i oktober har jag knappt använt bh, har haft känslan att det inte är bra. Att ha en på sig dygnet runt i tre veckor blir en prövning, vet inte riktigt vad jag gav mig in på. Men det känns bra att vara med nu när jag blev tillfrågad.

På landstället och många tankar

Landstället är en frizon. Harmonisk avkopplande miljö som ger ett mentalt lugn. Men vi jobbar gärna fysiskt ute för att förbättra och förnya. Men vi är även bra på att ta det lugnt och ligga i soffan och kolla på film på kvällen.

Jag har känt att min kropp är tröttare, har ont i naglarna på både händer och fötter. Det är min senaste biverkning sen cirka tre veckor tillbaka. Naglarna har blivit missfärgade, gulbruna, ser nästan ut som om man klämt dem. De har blivit upphöjda, tjocka på något sätt. Kommer jag åt naglarna tror jag att de ska trilla av, en smärta som jag aldrig känt förut. Jag är orolig för operationen och allt som världen går igenom nu med Covid -19. Jag är livrädd att få den eller någon i familjen. Min man är en optimist, men detta är han också rädd för. Jag har känt mig skör och gråtit när ingen sett. Brukar gå iväg eller låsa in mig på toaletten och låta det komma. Brukar sakna mina föräldrar, min mamma speciellt. Vill vara liten igen och sitta i hennes knä och bli gungad i hennes famn. Men sen rycker jag upp mig och allt är som vanligt igen.

Jag har svårt att se mig i spegeln idag, förut tyckte jag att det såg lite coolt ut med mitt snaggade hår. Men nu har jag verkligen lite hår och det ser cancersjukt ut. Några strån är längre och det ser oregelbundet ut. Jag ser ut som en gammal man. De strån som finns är även gråa. Ögonlocken är svullna och jag har inte mycket till ögonfransar kvar, även ögonbryn har bara några strån. Jag har haft svårt att vara stark idag. Då även kroppen har gjort sig påmind om att jag inte är frisk. Jag är trött och har värk i armen. Har gråtit några gånger, har lätt för att bli irriterad och det gör mig ju ännu mer ledsen.

Jag ska tänka att när jag mår dåligt så mår tumören ännu sämre, ja lättare sagt än gjort. Ska lägga mig och hoppas på att få sova. För jag vaknar varje natt av att jag behöver gå på toaletten och har ont i min höger arm.

Fortsatt väldigt skör. En vecka och en dag har gått sen sista behandlingen. Har fortfarande lätt att börja gråta egentligen för ingenting, det bara kommer. Men får känslan på sista tiden att det är irritation inte bara från mig. Denna gång sa jag ifrån och grät en synlig skvätt.

Får ibland en skrämmande tanke, men skulle aldrig våga. Men när jag mår som sämst skulle det vara skönt att slippa må dåligt och bara lämna allt. Trycka på Offknappen.

Med den dåliga självkänslan så känner jag mig obekväm i min plufsiga kropp. Jag har gått upp i vikt. Kör en del träning, så gott min sargade kropp orkar. Men har ett sug på att äta, typiskt tröstätande. Mår dåligt av att se mitt skalliga huvud med rödflammigt ansikte och svullna ögonlock utan ögonfransar. Att känna av mina missfärgade och ömma naglar, tröttheten och nedstämdheten. Kan ju inte vara en fröjd för andra att se eller höra. Min familj och vänner har ju också ett liv och sina upp och ner. Senaste tiden är jag dock väldigt låg, är orolig att min man ska tröttna på mig. Det är ju en ganska löjlig tanke, men jo den kommer smygande ibland. Allt beror ju på hur man själv är som person. Men jag behöver fysisk kontakt och viss bekräftelse. Alla är ju inte som jag, jag tror man får acceptera sig själv i läget man hamnat i. Acceptera sin omgivning och göra det bästa av det. Men kommunikation är absolut ett måste om man vill göra det bästa av situationen. Öppna kort och att inget är konstigt. Kramar är viktigt!

Vill förnya, vill fräscha upp

Tillbaka till Stockholm igen, hämtade mitt beställda parasoll på posten på vägen hem från landet. Under sjukskrivningen och corona när jag är mycket mer hemma börjar jag fixa och göra om i hemmet. Det har de pratat om även på nyheterna, folk är hemma och rensar och bygger om. Så för byggbranschen och trädgårdsbranschen funkar det nog bra. Annars har ju många verksamheter inom turism och restaurang det väldigt tufft nu.

Balkongen har jag länge velat fixa för att kunna använda den mer. Det börjar bli jättefint, parasollet ger skydd mot solen och är en snygg inredning. Piggar samtidigt upp med nytt och mer användbart. Senare kom Willys hemleverans med mat också. Det blir mycket hemleveranser. Vi går inte gärna till ställen där det är mycket folk.

Tanken med den här berättelsen var att berätta om vardagen under min cancertid. En dagbok om vad man går igenom, vad man känner och så vidare. Men detta blir mer och mer påverkat av corona. Så det har blivit en blandad historia som växt fram under tidens gång. Som påverkat hela världen och ett nytt sätt att leva. Så sårbara och rädda. Från att vara sociala så ska man hålla distans, sluta krama varandra när man ses. När jag redan fajtas för min egen kropp blir allt så mycket större. Men samtidigt får man mer insikt om livets skörhet, att vara tacksam för det man har och inte söka mer. En lärdom att ha respekt för allt och alla, kärlek till vår planet och livet man har under lånad tid.

Jag har nästan daglig kontakt med mina vänner i WhatsAppgruppen vi kallar tanterna. Ja lite så är det väl nu när man blivit 50+. Vi är fyra kvinnor, alla oss lika sen när vi gick i skolan tillsammans, med fyra olika personligheter. Min syster är med i gruppen, hon och jag pratar i veckorna med varandra i telefon. Känns konstigt att ses på minst 2 meters avstånd som är rekommendationerna från Folkhälsomyndigheten. Bara ett fåtal gånger har vi setts sen februari. Jag vill så gärna krama henne, men vågar inte och ska inte. Rädslan för att bli smittad är stor för mig som är i riskgrupp. Jag känner fler som blivit sjuka efter sportlovet. Om det var smittan eller inte har man inte utrett. Men det blev en ökad coronasmitta därefter då många varit på skidresor i Alperna. Jag tror att man kommer att hålla dessa rekommendationer en lång tid framöver.

Operationen

6 Maj 2020

I dag åker jag till sjukhuset, det var därför vi kom hem från landet, vi håller oss ju gärna borta från storstaden. Parkerar utan problem att hitta en plats. Går igenom entrédörrarna till den gamla delen av sjukhuset, bara pressbyrån är öppen. Annars är caféet stängt, receptionen likaså. Följer efter lappar som skrivits ut och tejpats upp för att följa dit jag ska. Dagkirurgiska loungen, låter flott. Kommer till en reception och jag berättar att jag ska ta Covid-19-test inför en operation. Jag blir hänvisad till ett väntrum och sätter mig på avstånd från tre andra personer som väntar där. Kl. 10 var min tid. Jag var i god tid och klockan hinner bli både tio och tjugo över. Ingen annan av de som väntar har blivit hämtade. Jag tänker att det här tar tid. Men då blir jag uppropad av en sjuksköterska.

Vi går in i ett rum och jag får sätta mig på en brits. Sköterskan tar på sig skyddsförkläde, munskydd, ansiktsvisir och engångshandskar. Under tiden hon klär på sig detta och förbereder något som ser ut som en lång sticka med en bomullstuss i ena änden, berättar hon hur det går till.

Hon kommer att föra in den böjbara pinnen i ena näsborren. Hon frågar om jag är täppt i någon. Nej, det är jag inte, svarar jag. Då tar vi det i högra, säger hon. Det svider till och kittlas lite. Jag känner att pinnen går långt in. Försöker vara lugn och andas genom munnen. Sen var det klart. De kommer att få svar ikväll om jag har en smitta på gång. De hör av sig i sådana fall.

Dagen efter är jag igen på sjukhuset på nuclearmedicinavdelningen. Kommer snabbt in i ett litet rum där jag får lägga mig ner på en brits. Nu ska det sprutas in någon blå färg i bröstet som markerar spridningen av tumören när de ska operera imorgon. Det sticks in en nål och det går ganska snabbt och smärtfritt. Tar sen bilen och åker hem.

Ingen har hört av sig om att jag är smittad med corona. Så operationen blir av. Efter att ha bytt sängkläder och plockat fram rent nattlinne. Tar jag en dusch och tvättar mig noggrant med medicinsk rengöringstvål. Lägger jag mig tidigt med minstingen. Men det tar lite tid att somna för oss båda. Jag lite nervös för morgondagen. Sonen för att det ska pratas, plockas leksaker och kroppen som inte får ro.

Känner mig ganska utsövd när klockan ringer. Får inte äta eller dricka. Har inte ätit sen klockan sju i går kväll. In i duschen igen och tvättar mig ännu en gång med den medicinska tvålen. På med de nya rena kläderna jag förberett kvällen innan. Maken och sonen kör mig till sjukhuset som operationen är flyttad till på grund av coronatider. Jag pussar min man och sonen hej då och säger att vi ses senare. Troligen får jag komma hem samma dag.

Byggnaden är den samma där minsta sonen är född. Går upp ett plan och kommer in i en elegant reception med bruna väggar och modern inredning i brungråa nyanser. Gillar genast det jag ser. En sjuksköterskereceptionist bakom receptionsdisken välkomnar mig och jag visar mitt leg för att registrera min ankomst.

Hon visar mig till ett omklädningsrum med skåp där jag kan låsa in mina saker. Jag får en sjukhusskjorta. Jag frågar om här var BB förut. Sköterskan svarar att det stämmer och att hon själv jobbade där då. Jag berättar att jag fött min ena son här och tror att det stängdes kort efter. Sköterskan sa att BB:t fanns ungefär två och ett halvt år. Det var bra, sa jag, synd att de stängde.

Sköterskan väntar utanför medan jag byter om till skjortan. Hon visar mig sedan vidare till ett stort rum med fyra sängar. Vid varje säng står det vita skärmväggar med fantasifulla målade figurer. Det står en elegant brun receptionsdisk i ena änden med en stor modern vas. Det finns inga andra patienter där. Jag får en säng att lägga mig i. Lite nervöst men allt hittills känns bra. Kanske också för att jag har blivit opererad tidigare även om det är länge sen, så jag vet ungefär vad som väntar.

En ny sköterska kommer till mig och presenterar sig som narkossköterska. Hon ställer några rutinfrågor och vi pratar om operationen. Hon sätter in en port i handen för narkosen. Hon försökte i armen men man har stuckit mig så mycket så det gick inte bra att hitta ett blodkärl. Hon ger mig även tre tabletter, smärtstillande och något mot illamående. Hon säger att man kan bli lite trött och det stämmer. För jag blir sömning efter en stund. Jag skriver sms till min man om att allt är bra.

En annan sköterska hälsar på mig och hämtar sängen bredvid mig och försvinner iväg med den. Det är en operation innan mig och nu kommer sköterskan tillbaka med sängen där det ligger en patient. Det är en äldre kvinna som ser omtöcknad ut, troligen den nyopererade patienten innan mig. Hon får platsen bredvid mig. Eftersom det bara är vikbara skiljeväggar så hör man när de pratar. Patienten pratar lite sluddrigt med sköterskan som undrar hur hon mår. Oj, tänker jag, snart kommer jag vara där, blir lite nervös.

Efter en stund dyker kirurgen upp och ställer sig bredvid mig. Hon pratar lugnt med mig och hennes leende är varmt. Hon drar för skärmväggen och ber mig öppna skjortan. Hon tar en titt och känner på mitt bröst och min armhåla. Hon berättar om operationen och ritar med en svart penna på mitt bröst där hon ska operera. Hon ler igen med sitt varma leende. Känner mig lugn och trygg igen.

Efter två timmar kommer sköterskan som tog hand om grannen bredvid mig och ger mig en skyddsmössa. Vi går till operationsrummet, det ligger precis bredvid uppvakningsrummet. Det står två andra sköterskor i rummet som hälsar på mig när jag kommer in, sen vänder de sig om och jobbar vidare med sitt.

Det står en smal brits mitt i rummet med en enorm lampa i taket. Britsen har två ställningar för armarna som pekar rakt ut från kroppen, britsen ser ut som ett T. Jag får ta av mig skjortan och lägger mig där. Känns kallt i rummet och jag får en filt över mig.

Sköterskan gör mig i ordning med elektroder på ryggen och droppet för sömnmedel. Lite dåligt drag visst i handens port men det justeras. Jag får lite syrgas över mun och näsa. Jag frågar om hon börjat med sömnmedlet och det har hon. Hinner dock känna att det tar lite tid innan det blir lite suddigt och sen somnar jag.

Plötsligt vaknar jag men jag är väldigt groggy, hör hur någon pratar med mig. Somnar och vaknar om vart annat. Någon frågar hur jag mår. Jag ser allt i ett töcken. Långsamt började jag urskilja sköterskan som står vid min sida. Känner hur något pressar runt min överarm, förstår att det är kontroll för blodtrycket. Somnar nog till igen och vaknar när det stramar om i överarmen några gånger under mitt uppvaknande. Kvicknar till lite mer och får sätta mig upprätt. Sköterskan ger mig ett glas vatten och äppeljuice. Hon ordnar även yoghurt, smörgås och en kopp te. Jag är inte direkt hungrig, men jag har inte ätit sen kvällen innan kl. 19. Nu är klockan ungefär 14 på eftermiddagen dagen efter. Så det känns ändå gott att få i sig något.

Slumrar lite och sms:ar mina närmaste. Får sätta på mig bh:n jag blivit utvald att testa i en studie. Det känns genast skönt.

Kirurgen som opererat mig kommer förbi för att höra hur jag mår. Hon känner i min armhåla och säger att jag slapp dränage. Jag känner ingen smärta, är väl full av smärtstillande. Jag blir utskriven och ringer min man. Sköterskan som hjälpt mig under och efter operationen följer mig till den fina entrén. Vi hälsar och jag tackar för all hjälp. Efter en stund plingar det i telefonen. Det är min man och minstingen som väntar i bilen. Jag går ner en trappa, är lite svajig men mår över förväntan bra. Fantastisk personal och vård har jag fått. Känt mig trygg och bekväm från start.

Kvällen blev bra utan smärta. Men tagit Alvedon och Ipren som jag fått instruktioner att ta morgon och kväll. Natten fortfarande ingen smärta men orolig, vaknar och svårt att somna om.

Dagen efter har jag tagit det lugnt, varit ute en stund med minstingen och min man, inga större besvär.

Dagarna går bra utan smärta men snarare lite irritation hemma, corona gör att vi alla är hemma och tär på varandra. Vi försöker stänga in oss i våra rum när vi vill vara lite själva. Saknar dock lite närhet från mina familjemedlemmar. Efter operationen så är både kropp och huvud rätt slutkörda, så jag är igen skör. Saknar mina föräldrar, där jag kunde krypa upp i famnen hos dem som liten när jag behövde närhet och tröst. Livet är lite tufft just nu.

Fem dagar efter operationen börjar jag få ont i armhålan. Det är svullet och jag har svårt att få ner armen mot kroppen. Tänk er en cowboy som är redo att dra revolvern. Känner att bh:n är tajt och skaver. Så tar den av mig ibland, jag är ju med i bh-studien så jag vill ha den på mig så mycket som möjligt. Men detta är ju även meningen att i sådana här tillfällen säga att det inte är så ok att använda bh.

Efter en vecka har jag återbesök och omplåstring. Det ser fint ut, säger sköterskan. Läker bra, men är svullet. Jag får en större bh, då jag förklarar att den känns trång och obekväm.

Svullnaden blir värre och två dagar efter återbesöket ringer jag på morgonen till bröstcentrumavdelningen och jag får komma in några timmar senare. Sköterskan från återbesöket tar emot mig igen. Bra, tänker jag, då ser hon ju skillnaden. Det har hunnit svullna upp ännu mer. Jag lägger mig på en brits och drar upp armen vid huvudet, och hon börjar tömma på vätska i armhålan. Jag känner inget och ser inget men hör hur hon häller något i en behållare. Så var det klart. Hon visar ett glas som innehåller 250 ml gulaktig vätska. Jag tar ner min arm och reser mig upp. Vilken skillnad. Gör ju inte ont längre och armen kan jag ta ned mot kroppen. Hon sa att det kan komma tillbaka. Men jag är så

tacksam att jag fick komma in idag och ta bort
vätskan som gjorde så ont. På eftermiddagen
åker vi till landet. Stora sonen blir kvar och
kör sitt liv med hemstudier.

Läkning

Landet är skönt och det är på riktigt vår i
år, ingen direkt värme, regn, sol, hagel om
vartannat. Ett roligt citat jag hört som pas-
sar vädret: «Maj inställt på grund av tekniska
problem. SMHI sänder repris på aprilvädret
tills vidare. Vet inte när problemet är löst». Så
känns det denna vår. Man ser hur det knoppas
i träd och blommor. Snart är det grönt och
sprakande färger.

Dagarna går och vi njuter av havet, naturen
och att pyssla med landen. I år har vi satsat på
ny odlingsjord och byggt ett enklare växthus
för tomater och slanggurka. Det kommer att
bli mycket skärgård i sommar. Det är redan en
del båtar i rörelse, folk jobbar väl hemma och
som vi passar på och vill bort från storstaden.

Här är man isolerad på sina landställen och man åker inte över till varandra. Faktiskt så känner vi bara en granne. Det är lite av grejen att åka hit, att vara själv. Vill man ha det sociala då bjuder man över vänner eller så åker man till lanthandeln på en annan ö. För att handla eller bara köpa en glass. Sen har man tankat det sociala och kan lugnt åka hem igen.

I dessa dagar känner jag dock av lite smärta, mer en brännande/svidande känsla runt bröstet, armhålan och överarmen. Det har jag läst är normalt men svullnaden verkar ha gått ner lite. När det blir för jobbigt tar jag en Alvedon, men bara att härda ut, det går åt rätt håll. Jag gör mina rehab övningar varje dag som finns på min vårdplan i vårdguiden 1177. Varje dag som går är ett steg närmare målet, att bli frisk. Det onda har nu opererats bort och man kan så småningom komma tillbaka till det man hade innan.

Under sjukskrivningen har jag ju passat på som här att skriva min dagbok, jag målar, fixar och möblerar om både hemma och på landet, promenerar och umgås med min familj mer än någonsin. Man får passa på att göra det man tycker om.

Nu var det dags att åka till Stockholm igen, för imorgon har jag läkarbesök hos kirurgen som opererat mig. Härlig båttur hem om än ingen direkt värme och sen bil cirka en timme. Stora sonen är hemma och det känns härligt att ses igen. Han ska hålla ställningarna hemma, han trivs att vara lite själv som de flesta tonåringar gör. Han följer inte ofta med till landet längre, dessutom är det skola online dessa konstiga tider med pandemin. Jag blir dock lite ledsen när jag ser att alla blommor och växter har vissnat som jag lagt ner mycket kärlek på när jag inrett balkongen. Klart jag inte kan förvänta mig att en tonårskille ska känna samma kärlek för blommor. Men med en skriven «att göra lista med ett fåtal punkter» och muntliga påminnelser innan man drog till landet och telefonsamtal under veckan. Så hade jag hoppats på att det hade funkat. För stunden var jag inte glad men sen känner jag att detta är både en roande tanke och en moderskärlek att det är ju så här det är.

Dagen efter kör min man och minsting mig till sjukhuset och de släpper mig där. Jag sitter ner i väntrummet med gott avstånd från ett par och en äldre kvinna. Den äldre kvinnan som sitter närmast frågar mig när man tappar håret. Hon har troligen sett att jag inte har något hår under min skarf jag knutit runt huvudet. Säkert också mina svullna ögonlock utan ögonfransar. Jag hade försökt måla dem lite men det såg bara värre ut, så det tog jag bort innan jag åkte. Jag har knappt några ögonbryn heller.

Jag säger att vid tredje veckan börjar det lossna mer hår. För mig var det borta helt efter nio veckor efter att cellgifterna börjat. Hon pratar på om sin cancer och om hur hon känner. Hon verkar positiv och behöver nog prata av sig. Jag lyssnar mest.

Kirurgen som opererat mig hämtar mig. Vi slår oss ner i ett rum och hon börjar berätta vad som har skett vid operationen. Hon har tagit bort tumören i bröstet som var 0,4 cm och 15 lymfkörtlar. Bara fyra var med cancerceller, men för att säkerställa.

Hon berättar dock att onkologerna vill ta bort vävnad vid ett specifikt ställe på bröstet och jag behöver alltså opereras igen. Jag blir lite paff, har dock läst att man ibland behöver operera sig fler gånger. Men trodde inte att jag skulle behöva det. Men det ska ordnas så snart som möjligt. Vi pratar lite och jag ställer några frågor jag förberett. Hon tittar på bröstet och armhålan och säger att det ser fint ut.

Jag får sen sätta mig i väntrummet igen för nu ska jag till sjuksköterskan. Sköterskan från förra gången hämtar mig. Jag lämnar bh-studiens dagbokspapper som jag fyllt i under tre veckor. Jag får en ny tid för operation på måndag, alltså om fem dagar. Oj, så snart! utropar jag. Funkar det? frågar sjuksyster. Oja, säger jag, jag är alltid tillgänglig vilken dag och tid som än gäller. Jag fokuserar bara på detta nu, har inte ändrat en tid sen karusellen började i oktober.

Ja, innan måndag ska du även ta ett nytt Covid-19-test inför operationen och det nu på fredag, om tre dagar. Inga problem, säger jag. Jag får information om operation och Covid-19-test på papper. Innan vi skiljs åt pratar vi lite och jag berättar att det emotionella går ju lite upp och ner. Då frågar hon om jag vill prata med en kurator. Funderar en kort stund, då jag tycker att jag klarar mig rätt bra ändå. Men tackar ja för att jag är nyfiken och det kan vara skönt att prata med någon som man inte känner och som jobbar med att hjälpa människor. Så hon berättar att hon kommer att ordna en remiss. Varför inte ta emot denna tjänst nu när den erbjuds.

Min och min mans plan är att återvända till landet direkt efter sjukhusbesöket tillsammans med vår minsta son. Bort från storstaden och viruset, men nu blir det kortare vistelse. Vi har dessutom köpt nya utemöbler till landet som vi ska hämta på vägen. Vi hämtar ett stort släp och åker sen till butiken. Vi lassar på allt och åker sen cirka en timme till båten. Framme lassar vi av alla möbler och åker sen tillbaka och lämnar släpet vid affären. Sen tillbaka till båten igen och vi fyller båten så gott det går. Det har börjat regna och är kallt. Mycket av möblerna blir kvar som min man hämtar själv efter att vi kört över första lasset. Vi är alla helt slut när vi kommer fram. Jag blev väldigt emotionell på kvällen för nyheterna jag fått och resan fram och tillbaka, tröttheten som gör en skör. Blev både irriterad för minsta lilla motgång under kvällen och svor som jag normalt inte gör speciellt ofta, sen kom tårar. Min man kom och kramade om mig, det kändes skönt och behövligt. Känner att man gått igenom redan så mycket. Men man har en hel del kvar och så kommer en operation till. Ibland orkar man bara inte hålla uppe det positiva. Ibland vill man inte vara med längre. Jag gick och la mig tidigt.

Vi har njutit i vår nya utemöbelshörna, solen skiner idag. Idag är vi värda att bara vara, vi gör inte mycket nytta utan bara njuter av havet, solen och varandra.

Det ringer ett hemligt nummer, jag kopplar alltid till att det är sjukhuset, så jag svarar. Det är kuratorn som ringer. Hon berättar att hon fått en remiss och fått lite information om mig. Jag börjar prata och det blir inget stopp. Hon lyssnar och när det blir en liten paus lägger hon in något. Till slut säger jag att det kanske är en tid vi skulle boka? Hon säger att det var bra att vi kunde prata. Att jag kan ringa henne direkt om jag behöver och jag får hennes direktnummer. Vi bokar en ny tid för ett samtal efter min andra operation. Kändes bra att få lätta på hjärtat.

Andra operationen

1 juni

Då har tre dagar gått sen mötet med kirurgen. Vi åker hem och jag gör ett Covid-19-test på fredagen inför operationen. Inga samtal under helgen så allt är klart för operation. Helgen har passerat och en ny vecka väntar.

Måndagen kommer och jag åker in med min man som släpper mig på samma ställe som förra gången. Nya sköterskor men jag får samma säng som sist. Kirurgen kommer och pratar med mig och ritar på min bringa. Det kommer även en lite äldre man i läkarkläder. Han skojar och säger att han är vaktmästare. Oj, säger jag med mina blottade bröst och spelar med i skämtet. De går iväg och jag är första patienten för operation. Så från att vara på plats kl. 7.15 så låg jag i operationssalen och kunde se en klocka på väggen som visade kl. 7.50 när jag började sövas ner.

Vaknar upp och känner trycket mot överarmen för blodtrycket, det piper i apparaten och trycket släpps, så håller det på ett tag. Jag slumrar till och öppnar ögonen om vartannat då jag hör röster. Börjar kvickna till och får kaffe och smörgås. Allt går fort och kirurgen tittar till mig en sista gång med lite informationsblad. Sen är jag så pigg och kan ringa min man som hämtar mig kl. 11.30.

Det blir en lugn dag hemma.

Dagen efter är jag redan ute och cyklar med familjen. Nu är det läkning och rehab som gäller.

Fick idag en kallelse för läkarbesök om två veckor. Då får jag troligen reda på nästa steg.

Tre av oss i familjen åker åter igen till landet. Stora sonen blir kvar för att fortsätta sina studier online och sitt extrajobb som tränare i fotboll. Han är stor nu och börjar ha ett eget liv.

Att få sätta sig i båten och köra den lilla biten till ön känns friskt och befriande.

Kuratorsamtal

Kuratorn ringer en dag och jag får utlopp för mina tankar inte så mycket om min cancer utan mer om annat som familjerelation. Det är ju en familj där bara ett barn har sina två föräldrar som lever ihop. Den andra har bara mig, en halvbror och en bonuspappa. En del även från barndomen kommer upp till ytan.

Dessutom har den minsta gjort ett visst avstånd till mig sen jag fick cancern och när jag fysiskt och psykiskt började bli förändrad, tappa håret, bli deppig och ledsen ibland. Han har till och med sagt att han inte vill ha mig som mamma. Jag har frågat om det beror på att jag har min sjukdom. Att jag blir trött, inte orkar vara med alltid, ser ut som jag gör och att jag blir ledsen, då har han nickat. Jag har sagt att jag kommer att bli bra men det tar lite tid. Håret kommer att växa ut och mamma kommer att bli gladare och orka leka mer.

Hade jag varit nere just då hade jag inte tagit det bra. Men nu kunde jag lugnt och stilla prata med honom, reda ut varför han känner så. Det är ju bara ett litet barn som säger vad han känner. Det är inte alla människor som gör eller vågar det. Han är nog rädd och osäker.

I vilket fall som helst kändes det skönt att få prata av sig om allt som kom upp, för jag känner att allt påverkas med denna sjukdom, jag, familjen och relationer.

Håret börjar växa ut, lite skimrande grått, ser rätt coolt ut. Tyvärr kommer det nog hinna åka av igen när nästa cytostatikabehandling börjar igen. Men med detta ser jag lite hopp om att allt blir bra igen.

Midsommar

Juni 2020

Livet tillbringas mest på landstället i Roslagen, vi eller jag åker bara in till stan för att åka till sjukhuset när det är inbokat. Vi vill hålla oss borta från corona och folk så mycket som möjligt.

Vi har sovit en natt i stan då jag tidigt dagen efter åker till sjukhuset för att träffa min kirurg som tittar och känner på mitt bröst och tycker det ser bra ut. Jag har under läkningstiden bytt ut kirurgtejpen och tvättat ärret med tvål och vatten enligt instruktioner. Det gör jag själv en gång i veckan. Hon säger att allt som ska bort är borta. I vissa delar av bröstet och överarmen har jag ingen känsel än. Det är hårt under huden på bröstet men det är läkningen som gör det. Kirurgen säger att hon är klar med mig och önskar mig lycka till. Hon lämnar mig en kallelse till en ny läkare för nästa steg, ny behandling, och detta redan efter fyra dagar.

Under dagen åker hela familjen till landet, inklusive stora sonen och flickvännen som varit i karantän hemma. Under tiden vi andra varit på landstället. Dessutom kommer min svåger och hans familj. De har två barn i vår minsta sons ålder. Nu ska vi fira midsommar. Vädret är strålande och vi har sommarvärme. Vi har en trevlig midsommar, badar och åker ring, äter gott, spelar spel inne och ute. En dag åker vi till lanthandeln på en närliggande ö där min man går in för att handla några saker. Vi andra väntar utanför. Det är fullt med folk, restaurangen har fullt vid varje bord som jag tycker står alldeles för tätt. Vid ett bord sitter 17 personer.

Vi går som en ankfamilj efter varandra när vi går förbi andra som inte väjer undan som vi, utan kan gå fyra personer i bredd. Det råder en pandemi och ingen verkar bry sig.

Måste ju säga att myndigheterna inte har varit hårda nog med restriktionerna. Det borde ha varit tuffare regler och krav på att följa dessa till punkt och pricka annars kan man bli bötfälld. De personer, som vår familj och även min svågers familj. Som gjort så gott som möjligt för att undvika att bli smittade och smitta andra. Det känns som att andra pekar finger till oss när de inte ens håller avstånd.

Efter sportlovet och Kristi himmelsfärdshelgen ökade coronafallen och de som dog av den. Så är säker på att det kommer att öka även efter denna midsommarhelg. Det kommer att ta tid innan det är över och jag önskar att alla människor blir mer omtänksamma efter detta. Men det bådar tyvärr inte gott efter vad jag såg idag.

Läkarbesök

Imorgon åker jag själv till stan igen. På måndag ska jag på läkarbesök hos en för mig ny onkologläkare. Jag kommer troligen att få ny information om nästa behandling. Bävar för den då jag har hört att det blir en tuffare cytostatikabehandling än den jag gjorde sist.

Just nu känner jag mig rätt bra. Håret växer, naglarna också. Men de är väldigt missfärgade några av dem på både händerna och fötterna. En grön färg har det blivit under naglarna, lite öm när man kommer åt dem.

Psykiskt har jag mått bra den sista veckan, miljön på landet och närheten av familjen gör nog susen.

Sov en natt själv hemma, resten av familjen är kvar på landet. Jag var helt slut när jag kom hem. Köra bil i 1 timme drygt och mestadels på landsväg. Det var middagstid och jag har alltid i åtanke att det kan komma utspringande rådjur eller kanske till och med en älg på vägen. Man blir påmind när varningsskylten med älgen dyker upp. Till och med varningsskylt med vildsvin, såg jag. Så man är ju på alerten hela tiden. Troligen även av spänning inför läkarbesöket också. Ja, helt slut lägger jag mig ute på soffan på balkongen när jag kommer hem. I skuggan av mitt nyinköpta parasoll slumrar jag till en stund. Kvällen blir lugn och skön med en deckare på tv och sen somnar jag sött.

Dagen efter åker jag tidigt till sjukhuset och blir hämtad i väntrummet av en manlig läkare. Det sitter två andra kvinnor och väntar på sin tur. Det blir inte ett långt möte men lite info om vad som väntas och vad som tagits bort under operationerna. Ny typ av cytostatika och lite nya biverkningar. Tre gånger blir det. En gång var tredje vecka, och det börjar redan nu på fredag, idag är det måndag. Dagen innan ska jag få inopererat en ny PICCline (en kateter för att kunna koppla droppet), precis som förra gången.

Efteråt åker jag hela vägen tillbaka till landet och tänker njuta av de dagar som är kvar tills jag ska tillbaka igen.

Dagen efter mitt läkarbesök får jag ett samtal av en sjuksköterska från avdelningen där cellgifterna kommer att tas. Under coronatider tas det mesta som går via telefon. Informationen jag får är inte så annorlunda från förra gången. Man kan få alla möjliga biverkningar men allt är individuellt. Men det som kändes nytt var att det pratades mycket om illamående, så vi får se hur jag reagerar. Sen tar dosen 2 timmar i jämförelse med en timme förra gången.

Dagen efter det ringer kuratorn som var inbokad. Vi ska prata efter den andra operationen. Jag pratar på om operationen och hur det varit efteråt. Hur läget är nu både fysiskt och mentalt. Ibland blir det tysta stunder där jag väntar mig att hon ställer någon fråga, men det blir nästan lite jobbig tystnad. Jag pratar vidare istället eller kuratorn efter en stund bekräftar det jag sagt som en bra sak. Tanken är nog att man ska prata av sig utan att det ska bekräftas eller ges en massa tips. Men för mig skulle det ha känts väldigt bra. För jag vet inte om jag alltid tänker eller gör rätt. Men här är det en opartisk okänd person som lyssnar, en person jag aldrig träffat. Jag tar upp saker som inte bara handlar om min sjukdom och sjukhusvistelser. Utan även om min familj som jag tillbringar hela min tid med. Samtalet blir inte så långt, men vi bokar in en ny tid längre fram. Det känns väldigt skönt att få släppa ut mycket som ligger under ytan.

Nu njuter jag av varma och soliga dagar och min familj. Inte mycket bad för min del mer än att doppa benen. Jag ska vara försiktig med bad efter operationen, men det är så skönt och jag tar en dag i taget.

Nästa omgång cytostatika startar

Tillbaka i stan. Nu ska det påbörjas en ny cytostatikabehandling. På torsdagen har en sköterska satt in en ny PICC-line i armen. Hon kommer att ha hand om mig imorgon med cellgifterna. Jag känner igen henne från cancerstudieenheten. Det känns bra.

Fredag morgon, jag är nervös men gör lite yoga för att lugna ner mig och äter sen frukost. Nu måste detta göras och jag försöker peppa mig själv. Men nervositeten har inte gått över. Jag tar tre olika mediciner en timme innan jag ska vara på sjukhuset. Min man kör mig dit och jag tar hissen till cancerstudieavdelningen. Där sitter några äldre personer i väntrummet.

Sköterskan som satte in min PICC-line dagen innan hämtar mig och tar mig till ett av rummen med fyra bäddar. Det ligger redan en ung tjej i en säng med dropp. Jag får sängen bredvid.

Det fixas med droppet på en ställning som kopplas till min PICC-line. Vi pratar med varandra under tiden. Jag undrar om biverkningar och det kommer att bli lite annorlunda. Mest illamående och trötthet, men även förstoppning eller diarré, håret kommer åka av. Men det ska visst inte påverka naglarna. Jag får fler påsar denna gång, det kommer att ta 2 timmar.

Jag slumrar mest, avvaktar om jag känner något nytt i kroppen. Men inget mer än att jag blir trött.

Sköterskan kommer tillbaka när jag trycker på larmet då första påsen är slut och maskinen börjar pipa. Hon kopplar bort den första påsen och rengör PICC-line med koksalt. Sen kopplar hon nästa påse och hon går iväg. Jag slumrar vidare en stund. Känner inget mer än att jag är fortsatt trött.

Behöver som vanligt lätta på blåsan, så jag reser mig för att gå på toaletten. Då börjar den unga kvinnan i sängen bredvid prata med mig. Hon är där för första gången. Det blir en konversation är på engelska, jag gissar att hon är från Syrien. Vi pratar mest om hur man påverkas av cellgifterna. Vill peppa henne så gott det går. Hon berättar att hon har den tuffare bröstcancern, men verkar ha bra förutsättningar. Vi kommer fram till att vi har samma tillfällen med cellgifter så vi ses nog nästa gång.

Tills slut är det klart och jag blir omplåstrad. Jag får med mig sprutor som jag själv ska ta i magen för att öka på de vita blodkropparna. Inför nästa blodprov som är om 10 dagar. Hjälp! Jag har ju tagit sprutorna på min äldsta son på samma sätt efter en operation han gjorde. Men vet inte om jag klarar det på mig själv, då får jag be om hjälp hemma.

Dagen efter första kuren vaknar jag av att jag har lite illamående och någon konstig obehagskänsla i kroppen. Klockan är bara 6.30 och jag känner ett behov att röra på mig. Det är varma dagar men en promenad denna tid i skogen är säkerligen frisk. Så jag klär på mig och går ut, låser dörren tyst då alla andra sover. Jag möter några personer som är ute med sina hundar. Det är behaglig temperatur och jag får upp flåset.

Jag kommer hem och tar en ljummen dusch som jag avslutar uppfriskande kallt. Känner att jag har gjort gott för kroppen. Jag gör en frukost och sätter mig på balkongen där det fortfarande är skugga. Njuter av sommaren och den lugna stunden. Känner mig mycket bättre efteråt. Men eftersom jag inte sovit så bra och säkert cellgiftet gör mig trött, lägger jag mig på soffan i vardagsrummet och somnar.

Resten av familjen börjar vakna.

Jag tar en cykeltur med minstingen för att köpa en begagnad cykelkorg. Som jag kommit överens om med en person från en köp- och säljsida på nätet där jag bor. Nu har det blivit varmt, men känner att röra på kroppen gör susen. Jag får igång systemet och tror att biverkningarna inte blir lika kraftiga och cellgifter får lite skjuts och går fortare ur kroppen.

Dricker mycket vatten, inte bara för att det är varmt men för att det är bra för njurarna och kroppens utrensning. Kroppen är nu proppad med cellgifter.

Min man kommer till och med på att vi kan göra en utflykt att överraska vår vän som gifter sig idag. Endast barnen och respektive är bjudna, i dessa coronatider. Jag är så pass pigg att jag tycker det är en bra idé.

Får tag på dottern som tycker det är helt ok att vi kommer, när jag frågar om det kan funka att vi står utanför och väntar när de är vigda.

Vi köper en flaska champagne på vägen och åker söder om stan. Det blir en kort men ack så trevlig och härlig stund att se våra vänner äntligen gifta. Vi står på avstånd så inga kramar. Vi önskar dem en fortsatt trevlig dag och så åker vi hem. Detta räckte så bra för mig, så glad att ha kunnat vara med en stund. Men sen blev det vila igen.

Dåliga dagar

Juli 2020

Jag har inte skrivit på ett tag, jag har inte haft ork, jag har mått väldigt dåligt. Så jag försöker sammanfatta lite mina dagar.

Jag har hämtat ut mediciner mot illamående, mot förstoppning och kortison med mera. Det jag missat var att jag tre dagar i rad skulle ha tagit en viss mängd av dessa efter cellgiftsbehandlingen. Min man hade läst informationen och frågade om jag tagit medicinerna.

Va? Nej! utropar jag.

En dag hade alltså gått utan att jag tagit min medicin. Det som stod trodde jag var för de nästkommande kurerna. Jag får ju panik att jag gjort ett allvarligt fel. Men dagen efter cellgifterna mådde jag ju bra, var fysiskt aktiv och på min väns bröllop.

Jag börjar jaga upp mig och läser igen informationen. Javisst, det står ju att ta hemma efter kur. Något triggar upp och jag blir arg på mig själv. Men även en kombination av att jag är ju vansinnigt trött på hela den här resan och oron för corona. Jag börjar grina och går in på toaletten. Jag baddar ansiktet med kallt vatten med kraftiga rörelser. Vill banka huvudet i väggen, som om jag ville banka in vett i det. Men jag gör inte det som tur är. Hade mer vett än så och i stället slår jag näven i dörren och får ut ett vrål. Aj! Gjorde dock ont. Jag lugnar ner mig lite och går ut. Minstingen har gått in i sovrummet och ser undrande och oroat på mig om vad som kommer hända härnäst. Jag lugnar honom med att mamma mår inte så bra och att jag är arg på mig själv, ingen annan. Nu är det bra igen.

Min man är i köket och stirrar också och undrar vad som hänt med alla ljud. Jag sa att jag blev så upprörd över att jag inte kunde tyda bättre. Att jag kanske har gjort något illa med kroppen genom att ha missat medicinerna.

Jag måste ringa sjukhuset och höra hur det ska vara, kan du ringa? frågar jag min man.

Jag är fortfarande upprörd och skulle inte klara att prata med någon just nu. Han ringer, lugn som alltid. Sköterskan tycker att jag ska ta nästa dags tabletter. Ingen skada skedd, tack och lov. Jag känner mig lättad.

Jag börjar att må illa under dagen, men inser att det är även av hunger. Jag äter det jag är mest sugen på just då. Rostat bröd med smör och skinka. Dricker mycket vatten, det ska vara bra, jag har alltid en vattenflaska till hands. Gärna riktigt kallt vatten, dessa varma dagar. Sen mår jag bättre.

Vi åkte i alla fall ut till landet igen.

Dagen därpå vaknar jag med illamående och huvudvärk. Mina naglar börjar bli ömma igen. Dem är missfärgade och från stortånaglarna börjar det komma lite var. Naglarna skulle ju inte påverkas. Men eftersom de redan är illa däran kanske det händer något ändå. Nästa gång jag går på cellgiftsbehandling ska jag fråga om man kan göra något mot detta. Senare får jag reda på att hälla Alsolsprit på tvättkompresser tejpade runt tårna över natten eller under dagen ska hjälpa.

Jag gör som tidigare, går en promenad dock lite haltande på grund av de ömma tånaglarna. På landet är det lite svårare att få en ordentlig promenad. Det blir att jag går fram och tillbaka flera gånger från bryggan och huset, upp och ner för trapporna till terrassen. Sen förbereder jag frukost. Jag äter både havregrynsgröt med lingonsylt och en rostad smörgås med skinka och dricker en kopp te. Jag känner att jag blir så vansinnigt hungrig. Jag mår bättre efter att jag har ätit. Vilar sen i soffan och slumrar till. Jag har hittat ett mer naturligt sätt att bli av med biverkningarna. Jag är inte mycket för mediciner, de mot illamående kan ge förstoppning. Medicinerna jag måste ta efter kuren har jag börjat känna att det är stopp i tarmmaskineriet.

Blir inte så mycket gjort på landet denna gång, vi brukar alltid bygga och fixa något. Men orkar rensa ogräs, vattnar landen, går ner till stranden med man och minsting och tittar på när de badar. Jag är rekommenderad att inte bada under behandling. Har även min PICC-line som inte är bra att bada med. Duscha är helt ok, och jag har från start köpt ett plastskydd speciellt för PICC-line som är superbra. Man kan duscha helt som vanligt utan att vara rädd att PICC-line blir blöt.

Femte dagen efter cellgifterna är den värsta jag varit med om under denna resa. Helt klart är denna cellgift annorlunda och tuffare för kroppen. Jag vaknar av illamående, huvudvärk, feber, influensakänsla, svårt med program 2. I vilket fall som helst går jag ut en kort stund och går. Men orkar inte så länge, idag är kroppen väldigt trött. Jag äter en frukost för jag är nästan ständigt hungrig och lägger mig efteråt i soffan. Jag har frossa så jag tar en filt över mig och somnar.

Hela dagen ett lidande. Dessutom på kvällen ska jag börja ta första sprutan, fem dagar i sträck. Detta för att höja värdet på vita blodkroppar. Det står i informationen att man kan få mycket ont i skelettet de sista dagarna då benmärgen återhämtar sig. Nej, tänker jag, jag orkar inte mer ont. Jag försöker ta sprutan själv, men är matt och skör. Så min tålmodige man gör det. Jag får några tårar när det sticker till. Det är droppen, min man hinner gå iväg, vet inte om han såg att jag var på väg att spricka ut i gråt. Jag låser dörren till toaletten. Låter gråten komma, ser mig i spegeln. Det förvridna ansiktet med tårar som rinner, och blir ännu mer gråtmild. Ofta när jag blir så här tänker jag på dem som inte finns hos mig längre. Som för mig var en stor tröst i livet, det är min mamma och pappa och min älskade hund. Det utlöser ju ännu mer känslor, men det känns skönt att få ut. Till slut har jag samlat mig, baddar av ansiktet med kallt vatten. Går ut till de andra som tittar på tv.

Jag sätter mig bredvid min man. Han ser att jag gråtit, då säger jag: Det är ju svårt att förstå för andra men man orkar inte alltid vara stark. Det är lättare sagt än gjort att man har kommit så långt och det är bara lite kvar. Men det är min kropp som får stå ut, och när kroppen mår dåligt är det lätt att psyket tryter. Så en kram, ett «bra gjort», «älskar dig» skulle räcka så långt för att kunna komma tillbaka mer positivt.

Han tittar på mig en kort stund och kramar om mig och säger: Självklart, du gör det så bra och jag älskar dig.

Jag får en liten tår i ögat men av glädje, jag ler.

Det blir tidigt i säng, hoppas på en bättre morgondag. Det sista som överger en är ju hoppet.

Dagen efter är bättre men inte bra. Börjar bli tjatig. Men faktiskt, det som får igång kroppen och får mig att bli av med biverkningar. Som huvudvärk och illamående, måste jag säga är att äta något och att röra på sig, i alla fall för mig. Allt är ju så individuellt, så man får prova sig fram. Jag tar min vanliga promenad; bryggan huset, huset bryggan, trapporna som avslutning.

Dagarna blir helt klart bättre. Jag tar mina sprutor, men fjärde dagen av fem börjar jag känna en värk runt bäckenet. Molande lite som mensvärk. Jag tar till slut en Alvedon som är helt ok att ta. Värken är inte farlig, det är benmärgen som återhämtar sig och producerar vita blodkroppar. Femte dagen fortsätter värken. Men det blir sedan bättre och jag känner mig som vanligt igen.

Tillbaka till stan ... igen

Härlig båttur hem är det bästa avslut på en landet-vistelse. Älskar vinden och guppandet i vågorna, att se alla söta sommarstugor, svanar med deras ungar, höra fiskmåsarna och deras skri, doppingarna med ungar som åker snålskjuts på mammans rygg, kossor och hästar som betar på ängarna. Så fantastiskt att kunna växla så här på någon dryg timme, två olika miljöer och jag älskar båda. Hemma igen får jag träffa min tonårsson som har varit hemma, en början till eget liv.

Jag får besök av en ung sjuksköterska från vårdcentralen morgonen efter. Nu under corona har de dragit ner på besök på vårdcentralen. De gör de flesta besök i hemmen, otrolig lyx. Jag lägger mig på min säng och hon förbereder alla verktyg för att jag ska lämna blodprov och för rengöring av min PICC-line. Vi pratar om ditt och datt och givetvis corona. Hon berättar att hon har antikroppar, måste ju kännas skönt att veta. Det är en mycket trevlig stund, det känns avslappnat och man är ju hemma.

När det är klart bokar vi preliminärt in nästa besök. Fantastiskt nöjd med denna service.

Dagarna går och jag fokuserar på mig.

Eftersom jag är heltidssjukskriven, försöker jag ändå hänga med vad som händer på jobbet. Jag ringer min kollega och jag kan gå igenom eposten. Inte så ofta nu i coronatider, men när jag vet att min vikarie är där själv så åker jag dit. Jag tittar in en stund på avstånd. Vi pratar framför allt jobb, ser att det händer förändringar. Vill så gärna vara med. Det är i alla fall en trevlig stund, då saknar jag mitt arbete och känner att jag snart vill börja jobba.

Men det är viktigt att ta sig tid att fokusera på det som är viktigast just nu, hälsan. Kan man jobba och känner att det är bra så är ju det fantastiskt. Men för min del har jag känt att det kan vara svårt att avgöra i förtid hur man mår från dag till dag. Det kan vara både psykiskt och fysiskt dåliga dagar. Det är dessutom en massa sjukhusbesök som ändå avbryter arbetet.

Jag har därför en massa kreativa hobbyer. Jag målar tavlor, gör smycken och skriver denna berättelse. Dessutom älskar jag att promenera och cykla, det kan vara i skogen, vid vatten och till vårt lilla centrum.

Jag älskar ju landstället där jag får fixa med inredning och trädgård. Så har man någon hobby så finns det mer tid för det helt klart. Corona gör ju att det inte blir så mycket träffar med vänner. För det är ju annars trevligt att ta en fika eller lunch med någon gammal vän. Jag planerar inte så mycket. Jag gör det som faller mig in just då, allt efter hur jag mår.

Jag har märkt att jag tar mig mycket mer egen tid, kanske andra tycker jag är ego, men då får de faktiskt tycka det. Just nu har jag ett stort krig mot en fiende som vill mig illa och jag måste vinna denna batalj. Jag behöver fokusera på mig och mitt välmående först och främst, inget illa menat. Men förstår inte familj och vänner det, så får man förklara ännu en gång.

Andra av tredje cellgifterna

Det börjar med att på onsdagen kommer en ny sköterska från vårdcentralen. Hon hälsar lite försynt och frågar var hon kan tvätta händerna. Jag visar henne till toaletten, hela tiden på avstånd. Coronaviruset har gjort att man beter sig annorlunda. Vi går in i sovrummet och jag lägger mig på sängen. Hon dukar upp allt hon behöver för att ta blodprover och göra rent min PICC-line.

Allt går smidigt och vi småpratar under tiden. Vi bokar en ny tid om en vecka då PICC-line behöver rengöras en gång i veckan.

Fredagen närmar sig och jag känner mig ganska lugn. Vi får se imorgon.

Fredag morgon är här. Min man kör mig till sjukhuset och släpper mig där. Jag registrerar mig i en dataskärm, så smidigt, man slipper stå med kölapp i receptionen. Sen åker jag upp till våningen för min behandling.

Jag och en äldre man väntar i väntrummet. Bara efter en stund kommer min sköterska som har haft hand om mig sen insättningen av min PICC-line. Känns bra att man har samma sköterska under behandlingstiden. Vi går till ett av rummen med fyra bäddar.

Den unga tjejen från förra gången ligger i en säng. Vi hälsar på varandra. Hon har klippt av sig sitt mörka långa hår som jag kommer ihåg att hon hade senast. Hennes hår börjar bli glest. Mitt redan snaggade hår åker också av varje gång jag kommer åt och när jag duschar. Nu har det inte hunnit växa så mycket, cirka 1 cm långt. Men under någon vecka så är det mycket tunnare och snart är jag väl helt utan hår, ögonbryn och ögonfransar igen. Men denna gång tror jag inte att det kommer att störa så mycket. Jag vet att det kommer att växa ut igen.

Sköterskan går lite mellan mig och den unga tjejen. Sen får hon igång min cytostatika. Jag vilar mest. Det kommer in en till kvinna kanske i 70-årsåldern. Våra apparater piper när någon påse är slut eller något annat behöver göras. Då har vi alarmklocka att ringa på, då kommer någon sköterska och fixar till det. Det är nu mitt i juli och semestertider, det är mindre sköterskor på plats.

Jag behöver tömma blåsan som vanligt. Pratar lite med den unga kvinnan bredvid mig när jag kommer ut från toaletten. Hon är 35 år och från Iran får jag reda på. Hon har varit i Sverige i några år. Talar dock helst engelska. De har visst tagit ut ägg från äggstockarna så att om hon vill ha barn i framtiden så har hon friska ägg. Hela kroppen påverkas av behandlingen och jag tror vissa delar med kroppen inte blir riktigt som det var innan. Hon har visst mått riktigt dåligt med hög feber efter sin första behandling och fick till och med åka till sjukhuset. Alla påverkas vi olika och hon har ju en tuffare cancer och behandling.

Det tar tre timmar innan jag är klar. 2 påsar cellgifter och koksalt emellan och efter avslutningsvis omläggning av PICC-line. Sköterskan säger att nu har du avklarat din andra behandling och vill uppmuntra mig. Hon ger mig en ny kallelse för tredje och sista behandlingen om tre veckor och sex sprutor. Som jag ska ta från femte dagen från behandlingsdagen till dag 10. Ja, mycket att komma ihåg att göra.

Dag 2, sovit ok under natten. Går oftast upp minst en gång på toaletten. Denna gång gick jag och tog mig en smörgås, för illamåendet har börjat. Inte mycket men dock en känsla av att något i magen hjälper. Somnar till slut om även om det kan ta en stund.

Klockan 7 vaknar jag och jag känner att en promenad skulle vara bra. Jag tar på mig gympaskorna och går ut i elljusspåret i vår skog vi har i närheten. Det är varmt men något svalare i skogen. Får upp lite puls och jag njuter av tystnaden, fågelkvitter och naturen. Kommer hem och tar en uppfriskande dusch och lägger mig på soffan och vilar. Känner att jag mår ganska bra.

Dag 3 efter behandlingen. Som vanligt lite spring på natten, dessutom för att jag vaknade av åskväder. Hade inte tagit in balkongkuddarna till soffan kom jag på. Jag springer upp och börjar ta in blöta kuddar i badrummet, det har visst redan regnat ett tag. En blixt smäller till i närheten och jag skriker till. Min man kommer upp och hjälper mig. Han går och lägger sig men jag tar en smörgås för att dämpa illamåendet. Somnar om och vaknar först av alla. Klockan har hunnit bli 8. Jag har ett mer eller mindre illamående som jag behöver dämpa med lite frukost. Så jag börjar med det, havregrynsgröt med lingon och en kopp te blir det idag. Jag tar mina mediciner, man får inte ta på fastande mage.

Idag är det motigare med promenaden, känner mig inte så stark så det blir ett lagom tempo för mig just då. Skönt ändå med lite uppvaknande för kroppen och luft för lungorna.

Resten av dagen blir lugn, är hängig och illamående hela tiden. Stora sonen tar ut lillebror på cykel och lite fotboll, mannen är upptagen på annat håll, så jag somnar en stund under tiden.

Dagarna ser rätt lika ut. Går ut på promenad, cyklar med minstingen, övningskör med den store, gör någon liten utflykt, vilar, äter nästan ständigt för att dämpa illamåendet, gör någon fysisk aktivitet på eftermiddagen eller kvällen. Femte dagen har jag börjat med spruta i magen igen för att bygga på de vita blodkropparna. Kroppen är ju inte på topp helt klart, hjärnan likaså. Känner mig inte pigg i hjärnverksamheten, som i ett töcken.

Sjätte dagen är det inte bättre och jag känner mig sjuk, trött och ledsen. Något som gör mig så tacksam just då är min tonårsson. Han ser att jag gråtit och kommer fram och kramar om mig och säger att det kommer att bli bra. Det värmer och jag blir både tårögd och glad.

Jag säger att det känns fint att få en kram, det behövs ibland.

Då kommer han fram till mig igen och kramar mig ännu en gång. Vi står där en stund och kramas, min son som sen flera år är längre än jag, även om jag inte är kort. Det känns värmande och lugnande.

På kvällen kommer jag i alla fall ut en stund, det är som om sinnet och kroppen får mer plats och får andas. Det gör så mycket och man piggnar till.

Vi är fler än man kan tro

Man vill ju gärna vara ute i det fina vädret, det är mitt i juli och många är på semester. Många har sin semester i Sverige i år. Corona har gjort att man inte åker iväg utomlands på samma sätt som man skulle ha gjort.

Ett stort lyft är att vandra i fjällen. Sen är ju Stockholms skärgård och västkusten ett givet resmål. Har läst i nyheterna att många fler har köpt båt eller fritidshus under året. Fler har också köpt hund, något som har blivit kalllat coronahund. Nu när man är hemma mer, för sällskap och man kommer definitivt ut på promenader.

Vi är ju antingen just i Stockholms skärgård på vårt landställe eller hemma när jag har turer med sjukvården. Så när man är hemma stöter man ju på en och annan granne. Häromdagen stötte jag på en kvinna runt 65 år som berättar att hon för 13 år sen gick igenom samma sak som jag. Hon är friskförklarad sen tre år och mår fint. Hon berättar också och pekar att mamman mittemot har också gått igenom detta, hon är i min ålder.

Jag blir ju förstås överraskad. Min granne jag pratade med borde jag ha förstått och jag borde ha sett något, jag var ju här då. För på mig kan man se, jag har den där schalen på huvudet för att dölja min kala skalle. Mina ögonbryn och ögonfransar är mycket tunnare. Jag döljer inte min cancer, på så sätt att jag pratar om det. Sen kan kroppen se ut nästan som vanligt. Så hon blev också överraskad av vad jag nu går igenom. Trodde att man kunde se, men så var nog inte fallet. Vi pratade på och det kändes väldigt bra, kändes som hon verkligen kunde förstå. Hon sa till exempel att hon hade ätit lite extra godis en period och trodde att det kunde ha varit avgörande för att hennes cancer uppkommit. Precis så har jag också tänkt. Men läkarna sa redan från start att jag inte ska känna någon skuld utan att jag haft otur. Var åttonde kvinna får bröstcancer och jag var just den åttonde.

Lite modigare och lite starkare

Sprutorna har min man hjälpt mig med. Man tar dem i magen, man kniper tag i fläsket mitt på magen. Jag gör rent med en sårservett där jag sticker in sprutan. De tre sista sprutorna tar jag till slut själv. Jag får heller inte så mycket värk i skelettet som förra gången. Men några gånger tar jag fram min varma vetekudde som värmer gott och lättar på värken.

Jag känner mig starkare denna gång, det är inte lika tufft som första gången.

När jag repar mig och känner mig som vanligt igen efter cirka 10 dagar, tar jag och springer en runda i skogen för första gången på länge. Känner att jag orkar ganska bra, går lite ibland. Njuter av naturen och luften jag andas, jag känner mig stark. Jag vill när jag är klar med allt och är frisk igen komma tillbaka bättre än förr. Jag har gått upp i vikt och vill inte gärna visa min kropp. Så jag har alltid vida kläder på mig, inget får sitta åt. Jag ser mig själv i spegeln och jag är blek och plufsig. Dessutom skallig, känns ju väldigt osexigt. När detta är över vill jag komma i form. Det ska jag bannemej.

Sista cytostatikan på denna resa

Augusti 2020

Jag får besök av Vårdcentralen igen, det har gått en vecka. Det är onsdag och nu är det dags för blodprover inför fredagens cytostatika, den sista.

Jag har träffat tre sjuksystrar som kommit hem till mig. En fantastisk service under pandemin, då jag anses vara i riskgrupp. De kommer hem till mig, alltid klädda med ansiktsvisir. Jag blir ompysslad och får dessutom en pratstund.

Fredagsmorgonen är här. Jag känner mig nervös, vet att det kommer att bli en jobbig vecka, att jag kommer att må dåligt. Samtidigt är det en lättnad att det är sista gången.

Jag blir som vanligt skjutsad av min man. Vi kommer lite tidigare då jag tänkt gå in i presentaffären i närheten och köpa någon present till personalen, som tagit hand om mig sen februari. Idag är det den 7 augusti. Det blir flera påsar med nyttiga chips, påsar med godis, ett paket servetter, ett kort som jag skrivit med mina tack till personalen och en tygpåse att lägga allt i.

Åker upp till avdelningen och väntar mig en ny sköterska enligt min kallelse. Men då dyker hon upp som har haft hand om mig från start. Från första vändan med behandlingarna innan operationerna. Jag skiner upp och vi småpratar på väg till ett av behandlingsrummen där det som vanligt står fyra sängar. Två sängar är redan upptagna. Jag hälsar på dem som ligger där.

Vi pratar om våra söner om läget med Covid-19 bland annat under tiden hon sätter igång min behandling.

Kan inte göra så mycket mer än slumra lite, ha kontakt på telefon med vänner och familj, läser lite ur en bok. Det piper till i våra apparater och sköterskorna kommer in och fixar till så det blir bra igen.

Blir klar lite innan jag beräknat, ringer min man som börjar åka för att hämta mig. Får med mig sprutorna. De ska in i kylskåp för förvaring så snart jag kommer hem.

Jag lämnar över tygpåsen med godsakerna och skulle vilja krama henne som tagit hand om mig så väl. Men det går inte i coronatider. Vi har haft trevliga pratstunder om livet. Jag tackar i alla fall av hela mitt hjärta. Det känns lite sorgligt, men ändå lättande att nu är detta över. Man vill ju inte tillbaka till detta ställe, men det känns ju inte bra att säga att: hoppas vi inte ses igen. Men nu får jag klara mig själv.

Som vanligt efter behandlingen går dagarna utan att jag skrivit något på grund av att jag inte mår bra och helt enkelt inte orkar skriva, så jag sammanfattar. Dagen efter känns ok men inte bra. För varje dag som går mår jag mer illa, har svårt att sova, springer på toaletten för båda programmen, känns som allt bara rinner igenom nu. Vi kommer i alla fall till landet, det känns som att det är lättare att andas där. Mer yta och jag kan gå direkt ut i naturen. Havsbrisen fyller mina lungor med luft och jag får syre till blod och hjärna, det känns som det hjälper. Magiska soluppgångar och solnedgångar. Ja, jag mår bättre här ute även när jag mår som sämst.

Dag 6 och 7 får jag lite feber och det får mig att få frossa och illamåendet är där hela tiden. Jag dämpar det lite med mat och jag måste verkligen känna vad jag är sugen på, om man kan göra det när man mår illa. Det brukar bli en rostad smörgås med något pålägg. Dricker gör jag också mycket. Det kan bli vatten, juice eller något annat man känner för just då. Dessutom äter jag ofta, allt bara går så snabbt i kroppen just nu. Jag äter en tallrik med avokado, egna solvarma tomater, keso, stekt ägg och potatis, lite olivolja på och vad jag njuter av maten. Varje gång jag äter är som att jag inte ätit på länge. Små vardagliga ting som man tar för givet blir som en enorm lycka och njutning.

Denna vecka är jag inte så produktiv och det är inte meningen heller. Jag känner av min kropp och gör det som jag orkar och känner för. Jag vill i alla fall alltid försöka röra på mig lite varje dag. Även om jag har lite feber. Jag vattnar och rensar landen, går till vår strand och doppar mina ben när de andra badar, städar. Det är som om alla cellgifter man fått i sig kommer igång och gör sitt där det ska och snabbare kommer ur kroppen. Enligt information jag fått så är cellgifterna kvar bara 1–3 dagar i kroppen och biverkningarna kommer efteråt.

Tyvärr har jag ingen inspiration att vara kreativ som jag velat. Men vad gör det, nu ska jag kämpa mig igenom dagarna, sen är det klart och jag behöver inte gå igenom detta igen. Sen kommer nog skaparkänslan tillbaka.

Dag 8 och exakt en vecka har gått sen jag fick cellgifterna. Nu mår jag bättre. Nu vänder det.

Sommaren håller i sig och vi njuter av de sista dagarna på landet. Snart bär det hem till stan igen, då skolor och vardag börjar som vanligt igen.

Tillbaka till vardagen

Då var man tillbaka igen, att kunna åka till landet blir bara på helger nu.

Känns ganska bra, men lite skrämmande med mycket folk. Vi har varit så isolerade på vår lilla ö.

Det är varmt i lägenheten, vi har fönstren på vid gavel för att få lite drag även dessa vindstilla sommardagar. Fläkten går på högvarv.

Min man behöver åka till jobbet på måndagen och jag, minsta och stora sonen är hemma. Ett läkarsamtal via telefon är inbokat på morgonen och strax efter kl. 9 ringer forskarläkaren som följer mig.

Vi samtalar om hur senaste behandlingen har gått och jag får nya besked om strålningsbehandlingen.

Först ska jag göra en förberedelse med en markering på bröstet var man ska stråla. Det blir visst en permanent markering men bara små prickar. Det gör mig inget. Behöver de göra detta för att verkställa det sista i behandlingsprogrammet så är det bara bra.

De ska stråla in vid bröstbenet och det verkar ligga i mittlinjen på kroppen. Eftersom det är höger bröst är det inga problem, men hade det varit vänster så hade det varit mer problematiskt visst då hjärtat är på den sidan, hua, låter ändå som strålning påverkar om man missar.

Det ska bli strålning varje dag, förutom helger i tre veckor. Enligt vad jag har hört från andra som gjort detta så går det ganska fort, 10 till 15 minuter. Men jag tror att när man ligger där är det en evighet. Jag inser att jag är nervös inför detta nya som kommer att ske.

Vardagen har börjat

Då var det dags, en torsdag börjar skolorna. Vår minsta son är så peppad att börja skolan. Vi har lagt fram de kläder han vill ha på sig kvällen innan. Ryggsäcken är packad och en vattenflaska som vi fyllt med vatten och som stått i kylen är nu kall och god och läggs ner i väskan. Han cyklar och jag och min man går efter. Fröken står utanför skolbyggnaden och vi hälsas välkomna och vi presenterar oss. På grund av corona får föräldrarna inte vara med inne i lokalerna. Så vi säger hej till vår 5-åring utanför. Han går in och vi ser att han träffar en gammal kompis som också börjar i samma klass. Det känns tryggt för min man och mig. Det blir en heldag för honom på en gång. Vilken rivstart.

Hemma igen så har stora sonen vaknat och är på gång med att gå till sin skola och sista året på gymnasiet.

Dagarna går och jag mår bra, kan man väl säga. Känner av mina tår som fortfarande är lite ömma. Det kliar i hårbotten och det är ju bara positivt, känner hur jag börjar få lite stubb, nu växer håret igen.

Jag gör en utflykt och träffar en gammal god vän som bor cirka 45 minuter norrut. Vi kramas ju inte när vi träffas, men hon har två hundar och dem kramar och gullar jag extra mycket med. Härligt att få känna fysisk kontakt med dessa två vovvar, glada svansviftningar och så mycket kärlek. Jag och min vän har så trevligt och pratar eller mest hon, det är mycket hon har på hjärtat som behöver komma ut. Det känns bra att inte behöva prata om min cancer, för det är en vardag för mig ändå som inte behöver tyckas synd om och ältas om hela tiden. Den är ju snart över.

Helgen har snart passerat och imorgon ska jag till sjukhuset och göra en datortomografi.

Inför strålning

Jag hade blivit uppringd på fredagen om att jag skulle ta temperaturen innan jag kommer till sjukhuset på måndagen. Idag är det måndag och jag tar tempen. 36,6, detta för att säkerställa att man inte börjar bli sjuk på grund av coronaviruset. Jag sätter mig i min bil och åker till sjukhuset, en ny adress för mig, så jag sätter på min gps. Hittar lätt en parkering. Innanför entrén står ett långt bord och en sjuksköterska som gör att man inte kommer in utan att berätta vilken temp man har. Man får även ta handsprit på händerna.

Jag anmäler mig i receptionen och åker upp med hissen. Kommer in i väntrummet och snart kommer en sjuksköterska och hämtar mig. Vi kommer in i ett stort rum med en maskin där datortomografi kommer att göras, den har jag varit med om några gånger. Får ta av mig på överkroppen, lägger mig på rygg med armarna ovanför huvudet där det finns två handtag att ta tag i. Huvudet ligger mot ett speciellt nackstöd som byts ut några gånger för att jag ska få ett som passar mig. Till slut sätter vi igång och jag åker in i hålet som börjar surra när den sätts igång. Åker fram och tillbaka några gånger och plötsligt är det klart. Jag behövde inte göra markeringen som min läkare pratat om. Då var jag förberedd inför kommande strålning, men den är först om två veckor. Sen kommer det bli daglig visit på sjukhuset i tre veckor, förutom helger.

Är det corona?

Dagarna går och barnen går i skolan och deras aktiviteter har börjat. Man är mer bland folk nu men håller avstånd så gott det går. Jag tar mina morgonpromenader i skogen. Min man åker till jobbet och jag är mest hemma. Skaparlusten har kommit tillbaka och jag målar tavlor. Börjar må ganska bra.

På helgen åker vi till landet, det blir en ganska regnig helg, men mysig med att montera ihop en Ikeamöbel och bakning. På kvällen tänder vi ljus. Det har börjat bli mörkare. Vi tittar på film på tv och sitter uppkrypta i soffan och myser.

Tillbaka i stan igen upptäcker vi att minstingen är hängig, snorig och lite hostig. Jag och min man blir något nojiga och kopplar direkt till corona. Vi försöker känna själva om vi har några symptom och ja, lite halsont känner vi nog båda. Lite ont i kroppen känner jag och min man har ont i huvudet. Oj oj!

Jag ringer vårdcentralen som så snällt kommit hem till mig tidigare. Jag vill nämligen ta ett Covid-19-test på sonen och gärna på mig själv och min man. Man kan beställa hem och ta testet själv och sen hämtas det upp igen för analys. Men för minstingen vill man att han kommer till vårdcentralen. Vi kommer fram till att jag och sonen får ta testet. Vi får en tid samma dag och vi åker dit med munskydd på oss för att inte smitta andra.

Jag och sonen får sätta oss på en säng. Två sköterskor och en läkare har skyddsmundering på sig och läkaren börjar med sonen. Hon pratar med honom och ställer några frågor, han svarar knappt så jag får fylla i. Jag håller en arm runt min pojke. Läkaren tar en pinne med en bomullstuss i ena änden och stoppar den i halsen på honom. Han tycker det är obehagligt och får kväljningsreaktionen, sen är det klart.

Sen är det min tur och jag får samma reaktion, då ler min gosse och tycker det ser roligt ut. Vi kommer att få ett telefonsamtal om en till två dagar om hur svaren är. Jag hoppas och tror att det bara är en förkylning. Jag har på något sätt börjat ta en dag i taget, orkar inte oroa mig. Jag känner nog att allt jag gått igenom har satt sina spår, att jag kan nog klara det mesta. Nu vill jag inte bli sämre då jag ska börja med strålningen. Allt har gått så bra hittills med tidsplanering. Så nu vill jag bli klar.

Svaret kom och det var negativt. Skönt!

Familjen är alla hemma en hel vecka då det är lite sjukstuga, jag är den som mår bäst. På söndagen känner jag att jag måste komma bort en stund, så jag åker till min syster på förmiddagen. Vi gör ett yogapass tillsammans och sen sitter vi ute denna fina septemberdag och dricker te och pratar om livet.

Första strålningen

September 2020

Då var det måndag den 7 september 2020 och det är dags för min första strålning. Väckarklockorna på mobilerna ringer vid kl. 7. Jag tar tempen som jag blivit tillsagd från strålningsavdelningen att göra varje dag innan jag ska dit. Morgonprocedur: frukost, påklädning, tandborstning och se till att allt är med till respektive mål. Dags för sönerna att gå till skolan, så jag följer den lille till sin skola, den stora klarar sig själv. Efter lämnandet går jag vidare till motionsspåret i skogen i närheten och tar en rask promenad på en halvtimme. Skön och lugnande miljö, men får samtidigt upp pulsen. Hemma igen kommer jag lagom till passet med morgongympan med Sofia på tv, som blivit jättepoppis under pandemin. Allt detta perfekt start på morgonen.

Min man är hemma, han kommer att köra mig till sjukhuset. Eftersom jag inte vet hur man känner sig efteråt så känns det skönt att kunna ha någon med sig, men han får inte följa med in. Så han väntar i en park i närheten. Solen skiner och det är 19 grader varmt och troligen ska det inte ta mer än en halvtimme, så det går nog ingen nöd på honom.

Det är samma adress som min senaste datortomografi. Innanför entrén står det långa bordet med en manlig sjuksköterska bakom som frågar vad för temperatur jag har idag. 37,1, svarar jag, men hur kan de veta att man säger sanningen? De borde stå och ta tempen på besökarna. Men man ska ju kunna lita på folk. Vad mycket har förändrats på grund av pandemin. Sen får man ta handsprit på händerna som står på bordet. Jag går vidare till receptionen och checkar in.

Väntrummet är vid entrén och jag är ensam där. Jag är nervös inför behandlingen. Strålning låter läskigt, hög energi och man vill ju inte att det ska skada något som inte ska strålas.

Ser sjuksköterskor gå fram och tillbaka och ibland in i ett rum. Undrar om det är någon av dem som kommer att hämta mig och ja, det är det. En ung sköterska jag sett gå in i rummet, kommer ut därifrån och ropar mitt namn. Hon hälsar mig välkommen och jag följer henne in i ett närliggande rum med ett bord och några stolar. Vi slår oss ner mittemot varandra. Hon berättar vad som kommer att ske under strålningen och vad man kan känna efteråt. Strålningen känns inget. Den vanligaste biverkningen är att man känner som en solbränna och att det kan strama lite i huden. Trötthet är ganska vanligt, men allt är individuellt. Jag har frågor som jag funderat på, eftersom man andas så rörs ju kroppen lite. Ingen fara, svarar hon, de har marginal under strålningen. Om man behöver hosta då? Då ska man bara hosta rakt ut utan att böja på kroppen, svarar hon. Du kan säga till om du känner att du behöver hosta så stänger vi av maskinen, fortsätter sköterskan. Hur lång tid tar strålningen? undrar jag. 3 minuter, svarar hon. Oj, så snabbt, utbrister jag. Tänker gud så skönt att det inte är längre. Jag får ett tidsschema över veckans strålning, tidigt på morgonen blir det till och med fredag.

Jag känner mig fortfarande nervös, vi är klara med informationen och går in igenom en annan dörr. Hon visar mig kontrollrummet där de kommer att styra det hela. Vidare igenom en kort modernt inredd korridor och in i ett stort rum där maskinen står. En till sköterska med ansiktsvisir är i rummet och vi hälsar på varandra.

Jag får ta av mig på överkroppen och lägga mig på rygg på britsen med händerna ovanför huvudet och det finns två handtag jag ska hålla i. Det känns ganska bekvämt. De tar några röntgenbilder till att börja med. Det går kanske på 5 minuter, men med allt nytt så känns det som en evighet. Sen kommer sjuksystern fram till mig igen och säger att de ska sätta igång.

Jag har börjat känna av min högra arm, just den sidan de ska stråla, blir lite orolig. Armen börjar domna av. Rör lite försiktigt på fingrarna. Nu börjar maskinen röra på sig, endast ett litet surrande hörs. Den går som en båge över mig. Jag kan se när det speglar sig i maskinens glas att jag har som gröna linjer av ljus över bröstet där det ska strålas. Maskinen stannar vid vissa lägen och sen börjar den röra sig igen. Snart är sköterskan ute hos mig och säger att nu är det klart. Jag blir glad och säger att det inte känts något. Hon följer mig ut och vi kanske ses imorgon igen.

Strålning dag 2

Jag åker i min bil och hamnar i rusningstrafik, men det visste jag så jag hade lag till lite extra tid. Så ingen stress utan lyssnar på radio och kör i den takt som trafiken har bestämt. Jag hittar samma parkeringsplats som igår, nästan framför entrén. Samma procedur med handsprit och vad för temp man har vid entrén. Men har ett papper med en streckkod som jag skannar vid receptionen för att det ska gå smidigt då detta kommer att ske varje dag. Idag är det lite mer folk i väntrummet. Efter en kort väntan hör jag mitt namn och en ny sjuksköterska tar emot mig. Jag säger att jag är lite mer avslappnad idag. Hon visar in mig i samma rum som igår och där står två sköterskor, en manlig och en kvinnlig. Vi hejar på varandra och jag får igen ta av mig på överkroppen och lägga mig på rygg. Jag måste ligga i samma position som igår och vi hittar den direkt. Sköterskorna försvinner bort till kontrollrummet och maskinen börjar röra på sig. Det är klart efter några minuter.

Dagarna kommer ju att se desamma ut, endast sköterskorna kan variera lite. Men är det något som sticker ut så kommer jag att skriva om det.

Strålning dag 5

Jaha, då var det en dag som inte är som alla andra dagar här på strålningsavdelningen. Jag har en tid kl. 7.45 denna dag. Jag är ingen tidsoptimist så jag ser alltid till att ha lite tidsmarginal för oväntade händelser eller trafik som det kan vara denna tid. Jag ska betala parkeringen med en app på telefonen men den fungerar inte. Jag har 10 minuter innan min bokade tid. Jag slår mig ner i väntrummet i entrén där det sitter två äldre damer. Försöker flera gånger att betala med appen, men den fungerar fortfarande inte. Tiden går och det är nu försenat 10 minuter. Det har kommit ännu en kvinna och en man som väntar. Jag blir lite stressad av att jag måste gå ut och betala parkeringen med kort. Vore ju trist på den korta tid man är inne att få flera hundra i böter, när jag normalt betalar 10–20 kronor.

Jag ber kvinnorna att om de hör mitt namn och säger mitt namn, så får de gärna säga att jag är här men är bara ute och betalar parkeringen. Det är inga problem, säger en av dem. Jag tackar och springer ut och fixar en lapp på 1 timme som jag lägger i rutan.

Tackar kvinnorna ännu en gång för hjälpen när jag kommer tillbaka. Tiden tickar på och alla ser lite undrande ut och jag med. Ingen har fått gå till sin behandling än. Jag reser mig och går till receptionen där receptionisten meddelar att det är problem med nätverket, inga behandlingsrum fungerar.

Jag går och tar en kaffe i automaten. Det här kan bli långvarigt. Jag har inte ätit frukost, det brukar jag göra när jag kommer hem. Sätter mig igen och pratar med de andra. En kvinna har tiden innan mig och en annan får prata med en sjuksyster för hon hade en annan tid inbokad, så hon går så småningom iväg. Det fylls på med fler folk.

Till slut kommer en sjuksköterska och jag stannar henne och frågar hur det går. Hon säger att om 5–10 minuter får de svar om det kommer igång. Ser att tiden på parkeringen tar strax slut, så jag kilar ut igen och fixar en ny lapp då parkeringsappen fortfarande är ur funktion. Jösses vad sårbara vi är, helt plötsligt står allt still och i många fall finns inget alternativ.

När jag kommer tillbaka in säger sköterskan i entrén att nu är det igång.

Jag går till min fortfarande lediga plats i väntrummet. Meddelar de andra i väntrummet att nu är det igång och då kommer en sjuksyster som ropar in kvinnan som har tiden innan mig. Det tar en kvart innan hon kommer ut så är det min tur. Allt går smidigt som vanligt under behandlingen.

Väntetiden blev 2 timmar, det är ok, skönt att ha gjort det. Har inget annat bokat ändå, men en hel dag hade jag inte suttit där. Då hade de nog åtgärdat det på ett annat sätt.

Nu åker vi till landet i Roslagens skärgård över helgen.

Två veckor med strålning har avverkats

Det har nu avverkats två veckor med strålningen. Ingenting som har stuckit ut dessa två veckor. Det har gått så smidigt. Att checka in då jag har hela veckans tider på en lapp och på den en streckkod som jag skannar i receptionen. Jag har några gånger blivit inkallad 10 minuter tidigare än min avtalade tid. Strålningen har sedan gått på 5 minuter. Man får in vanan hur det går till och hur man ska ligga.

Sjuksystrar varierar lite från dag till dag men det är ändå samma personer som cirkulerar. Tänker köpa dem en kanellängd sista dagen för att på ett litet sätt visa min uppskattning.

Jag har inga direkta biverkningar, kan bli lite trött men vet inte om det beror på strålningen. Kan bli lite röd efter strålningen på huden. Varje kväll smörjer jag in bröstet med en mild kroppskräm.

Mina hormontabletter jag börjat med sen slutet av augusti tror jag snarare har gett en effekt. Jag är stelare i kroppen, har ont i lederna, speciellt i handleder, knän och ryggen när jag rör mig i vissa lägen. Det står i innehållsförteckningen att det kan påverka skelett och leder. Typiskt, jag som började må så bra, känner mig starkare och håret börjar växa. Jag har faktiskt hoppat över två dagar med tabletterna bara för att se om det blir en förändring. Men jag ska nog börja ta dem igen för om tre dagar har jag läkarbesök och då ska jag fråga. Tabletterna hjälper ju till att minska produktionen av östrogen, som varit väldigt högt. En orsak till min cancer och alltså hjälper till mot återfall. Så de känns ju viktiga för jag vill inte gå igenom denna resa igen.

Imorgon börjar tredje och sista veckan av stålning.

Vecka tre har börjat och allt går på rutin. Åker sedan hem och tar en lugn dag hemma. Ser mig själv i spegeln i hallen när jag kommer innanför dörren och nu börjar man se hår på hjässan. Jag har aldrig använt min peruk. Det gjorde aldrig min mamma heller. Jag har anat att någon i väntrummen har haft sin på sig. Men de flesta har någon annan huvudbonad eller inget alls. Jag har två olika bomullsmössor som jag varierar med, för nu i september kan det vara lite kallt. Tror att det där med peruk är mer psykologiskt, en trygghet att man vet att man har en. Jag köpte peruken tidigt i min resa, hade inte tappat håret än. Så om jag skulle backa bandet hade jag nog väntat tills jag på riktigt hade tappat håret och rakat av de strån som var kvar.

Strålning dag 13 och läkarbesök

Jag har inte långt kvar på min sista behandling. Det går som på räls. Ibland kommer jag in tidigare än min utsatta tid. Lite småprat brukar det bli med de två sjuksystrar som är på plats, jag rabblar mitt personnummer, placerar mig på britsen, lite justering av min kropp som måste ha rätt position inför strålningen, strålning på 3 minuter, sedan är jag klar.

Idag ska jag på läkarbesök och har gott om tid, så jag promenerar långsamt bort till nästa adress.

Vi är några damer i olika åldrar i väntrummet. Efter ett tag kommer min läkare och ber mig följa med. Han berättar att cancern är borta och att jag snart är klar med behandlingarna. Jag har börjat äta hormontabletter som hämmar östrogenproduktionen. Det ska jag göra i många år. Detta påverkar dock skelett och leder, så att det blir benskörhet. Jag får en konstig och ledsam känsla när jag hör det. Det är ju äldre personer som brukar få det. Men det kan man visst hjälpa till att förebygga med att motionera och röra på sig. Jag kommer även att två gånger om året få dropp i cirka 15 minuter mot benskörhet. Men hellre äter jag tabletterna än att få tillbaka cancern.

Jag är fortfarande i riskgrupp men på gränsen att bli återställd med mitt immunförsvar. Jag kan dock få lättare förkylningar och influensa därför att det cellbundna minnet har blivit påverkat. Men inget jag märkt av än i alla fall.

Innan jag ska börja med droppen mot benskörhet är det viktigt att gå till tandläkaren för att se att man inte har någon infektion eller någon skada i tänderna och käkbenen. Jag hade som tur var bokat in en tid för att en bit av en tand gått sönder för ett tag sen. Efter tandläkarbesöket ska jag ringa min läkare som kommer att boka in droppet.

Sammanfattningsvis känns det bra och vi kommer att ses igen om tre månader.

Dag 15 sista strålningen och behandlingen i min resa

Jag har min sista strålning mitt på dagen. Så jag hinner följa min minsting, som nu hunnit bli sex år, till skolan. Han har sen han började skolan blivit «stor» och vill vara självgående, så gulligt tycker jag. Han vill inte gärna hålla handen eller kramas inför kompisarna men jag gör en slängpuss och vi säger hej då.

Efter det går jag vidare in i skogen som ligger i närheten. Jag går med raska steg för att få upp pulsen. Jag andas in luften av hösten som börjar krypa sig inpå. En frisk doft av grönskan, fuktig jord från daggen och svamp.

Tittar på träden, mossan och stenarna som jag passerar. De har olika former och struktur. Jag tänker att dessa har sina liv och har säkert varit med längre än jag. De har sin historia, säkert sett många människor och djur passera. De är lika viktiga som oss människor. Jag är glad att de finns och gör mitt sinne så lugnt. Ja, man blir nog lite extra filosofisk när man går igenom det jag gjort. Uppskattar saker som man kanske innan inte såg på samma sätt, tagit saker för givet.

Hemma igen tar jag en dusch och äter frukost.

När det är dags att åka tar jag bilen till ett bageri. Det doftar ljuvligt när jag kommer in. Det finns massor med lockande bullar och bakelser synliga i glasdiskar. Det blir en nybakad och fortfarande varm kardemummalängd. Den ska jag ge till personalen på strålningsavdelningen.

Väl framme sitter jag inte länge i väntrummet förrän jag får komma in. En manlig glad sjuksköterska ropar mitt namn, som jag känner igen sen tidigare. Väl inne i strålningsrummet ser jag en annan sjuksköterska som haft hand om mig. Vi hälsar på varandra och jag överlämnar kardemummalängden som de blir glada för. Det känns fint att ge något för att visa min uppskattning av deras arbete och omhändertagande.

Då var det dags att lägga sig på britsen, lite justering för rätt placering av min kropp så att strålningen blir på rätt ställen. De går ut och maskinen börjar röra på sig runt min överkropp. Jag ligger still och tänker att herregud, det här är det sista jag ska göra, sen är jag klar och frisk. Blir lite rörd.

Den manliga sköterskan kommer tillbaka in och sänker britsen. Jag går av och klär på mig. Vi pratar lite om hur jag kan fortsätta att undvika biverkningar. Smörja in mig med en mild oparfymerad kräm mot sveda som kan uppstå. Att använda silikonlapparna även dem mot sveda och klåda på det drabbade området. Jag hade fått dem vid gårdagens besök hos en sjuksyster. Att röra på sig är bra mot trötthet som kan uppstå och jag har känt av det lite grann. Han berättar en fin historia om en 80-årig kvinnlig patient han hade som när hon kände att hon behövde röra på sig, bjöd upp sin man och de började dansa.

Jag tackar för all hjälp och vi säger hej då. När jag går ut, passerar jag kontrollrummet och den andra sköterskan reser sig från sin stol och går emot mig. Vi pratar en stund och hon ger mig till och med en kram och önskar mig lycka till. Känns lite overkligt att jag nu är färdig.

Ute i entrén igen står sköterskan som ser till att alla patienter tar handsprit och berättar om deras kroppstemperatur innan man får gå in. Hon pratar med en kollega. Jag höjer min arm som en segergest och säger att jag nu är klar och frisk. De gratulerar mig och önskar mig lycka till. Jag tackar dem och går ut till min bil.

Det kommer att bli efterföljande kontroller och det är jag bara tacksam för. Att de håller koll på mig och viktigast tror jag är att jag själv tar hand om mig och mår bra i själen. Som Tomas Gunnarsson, «att lyfta sig själv-föreläsaren», säger: I stället för att leva som om det vore sista dagen i ditt liv, se det som att du lever den första dagen i ditt liv. Var nyfiken, upplev, lär, älska och njut av allt vad livet ger.

Min man kommer hem med en röd ros och champagne och på kvällen firar familjen mitt avslut på den långa resan och att jag nu börjar ett nytt kapitel.

Tack till min familj och vänner som stöttat mig under min kamp. Evigt tacksam att ni funnits vid min sida, fysiskt, per telefon, sms och på andra sätt orkat lyssna, trösta och ge mig uppmuntran.

Tack till KS Solna, Bröstcentrum, Cancerstudieenheten, Forskningsenheten, Strålningsavdelningen och all personal som tagit hand om mig, gjort undersökningar, behandlingar och provtagningar på olika avdelningar på det mest grundliga, proffsiga och vänliga sätt. Dessutom under detta år som varit kaosartat på grund av Covid-19. Ni gör ett fantastiskt jobb.

Tack till min forskningsläkare Thomas som följer mig än.

Tack till min onkologläkare Judith som varit så bra på att förklara om min cancer.

Tack Agneta forskningssköterska som har haft koll på allt under hela resan.

Tack till Sophiahemmet och Art Clinic där jag opererades. För deras trevliga och proffsiga personal. Så vackra lokaler. Tack Amelia, min kirurg som tog bort mina tumörer.

Tack Emelie, min kurator som lyssnat på mig.

Tack Cecilia, sjuksköterska som följt mig under

cytostatikabehandlingarna. Som gett mycket bra information och alla fina pratstunder vi haft.

Tack till Capio Vårdcentral på Lidingö, som med sina trevliga sjuksköterskor kommit hem till mig på grund av att jag är i riskgrupp för corona. Ni har tagit blodprover och omplåstrat min PICC-line. Mycket fin service och trevliga pratstunder har det blivit.

Tack Anton, kurator på Cancer Rehabilitering, du gav mig verktyg och nytt hopp.

Det har gått några månader sen min sista behandling. Livet börjar så smått återhämta sig, inte minst kroppen som fått stå ut med mycket. Cellgifter, strålning och mediciner har kämpat och gjort gott mot tumören men resten av kroppen har fått något den inte behöver. Friska celler har fått stryk och nu byggs de upp igen, de som kan.

Håret börjar växa. Det känns konstigt efter så många månader utan hår, man hade blivit van. Jag har märkt att jag drar ofta en hand över håret för att känna på det. Jag har börjat tvätta det med schampo. Håret på kroppen börja också att växa ut. Nu börjar man se ut mer som vanligt igen. Jag har sen under sjukdomen tagit promenader varje dag och det gör jag fortfarande och har till och med börjat springa. Jag känner att kroppen blir starkare för varje dag.

Men det finns ett men, de hormonhämmande tabletter som jag tar för att minska risken för återfall och som jag ska ta i minst tio år varje dag har en biverkning, som de flesta mediciner. De ger benskörhet.

Så jag har ju känt av stelare leder och har ont, speciellt på morgonen. Det som är problemet är ju att man har lättare att bryta något ben i skelettet. Jag har känt att det bästa för att få igång kroppen är en morgonpromenad. Något ännu bättre för högre bentäthet är att ge kroppen naturliga stötar, till exempel springa. Skelettet får känna av stötarna när man sätter ner fötterna efter varje steg man tar, så cykla eller simma ger inte samma effekt. Att bygga muskelmassa ger styrka till musklerna som drar i skelettet, vilket stimulerar dem att bli tätare. Fysisk aktivitet är bättre än ingen motion.

Jag är svag i handlederna som värker när jag lyfter tungt. För värken går ju inte bort, den finns där varje dag. Känner mig ledsen ibland när jag stånkar och stönar när jag ska resa mig upp ur soffan eller sängen. Då gör det ont och jag börjar stappla fram som om jag vore en 80 åring. Jag har gråtit och känt att det tar liksom inte slut.

Det finns en medicinsk hjälp mot benskörheten som man använder speciellt för bröstcancerpatienter för att även minska risken för återfall av cancer. Så två bra funktioner i en. Men innan man ska få detta dropp måste man till tandläkaren och se till att man inte har någon infektion i tänderna och käkbenen. Det är visst inte så vanligt men man kan få besvärliga biverkningar på tandbenen av zoledronsyran. Så behöver man åtgärda något så är det bra att göra det innan man får dropp.

Jag uppsökte förstås tandläkaren och tog inte bara den jobbiga röntgen där man ska bita ihop en alldeles för stor bit (vad det nu är?) i munnen. Så att man får kväljningskänsla, som jag givetvis fick och behövde släppa taget och göra om det igen. Jag fick också gå in i ett rum och ställa mig vid en apparat som åkte runt mitt ansikte. Som jag skulle hålla still med hakan på ett stöd. Inga problem kunde upptäckas. Det blev sen en kallelse till tandhygienist.

När det är dags igen går jag till tandhygienist som skrapar och putsar så jag verkligen känner skillnad. Jag ska vara noga med att köra en liten borste mellan tänderna varje dag, måste säga att det gjorde jag inte förut, nu gör jag det som en rutin varje kväll.

Tio dagar senare har jag börjat känna värk i undre käken. Värken blir värre för varje dag och jag har aldrig haft sådan tandvärk förut. Känns på hela högra sidan, svårt att veta om det är en tand eller i benet. Trycker med ett finger på tänderna och det ömmar. Efter fyra dagar då jag inte står ut längre och det inte blivit bättre ringer jag tandläkaren igen. Blir ju orolig inför droppen som jag ska få snart. Jag får komma till tandläkaren efter några dagar och när jag kommer dit har tandvärken släppt något. Man tar röntgen och inget fel hittas.

Då var det dags för zoledronsyra och jag går till den avdelning där jag fått cellgifterna. Min gamla sjuksköterska hämtar mig i väntrummet. Vi är glada att ses igen, småpratar på väg till ett lite mindre rum denna gång. Jag väljer att sätta mig i en stor stol hellre än att ligga i en säng, droppet ska bara ta 15 minuter. Alla sjuksköterskor bär munskydd, det gör även jag, corona har ökat igen en andra våg. Regeringen har haft pressmeddelanden till folket flera gånger och restriktionerna har blivit hårdare.

Droppet sätts igång. Med koksalt efteråt för att rena och för njurarnas skull tar det lite längre tid. Jag får en kallelse om ett nytt dropp om fem månader. Många mediciner kan man ju få en biverkning av och även denna, ont i kroppen och en influensakänsla. Jag mår i

alla fall bra när vi är klara och jag och sköter-
skan önskar varandra god jul och gott nytt år.

Dagen efter droppet börjar jag känna mig
dålig, frusen och febrig, jag har 38,5 i feber.
Det blir två lugna dagar hemma, sen är jag
på gång igen.

Snart är det jul och jag firar med min äls-
kade familj i lugn ro och hoppas på ett nytt
bättre år än det som varit.

Ta hand om varandra.

1.   Idag finns vaccin mot covid-19.

Kropp och knopp behöver tid att reparera sig efter en lång cancerresa.

Man skulle kunna skriva långt efter en resa med
cancerbehandling. För den är inte slut bara för
att man slutat med behandlingarna. Nej, det är

en fortsatt kamp att komma tillbaka för att så
smått återgå till det liv man hade innan.

Det har nu gått nästan fem månader sen jag
gjorde min sista behandling. Jag äter mina
hormonhämmande tabletter mot återfall och
har fått första dosen zoledronsyra. Värken
finns i kroppen och det är nog något jag får
leva med. Men jag har mentalt inte ännu kun-
nat acceptera det, för jag blir ledsen ibland.
Jag motionerar och försöker hålla mig i gång,
det hjälper lite. Men jag är rädd för att bryta
något ben i kroppen, så jag är inte lika modig
längre i mina aktiviteter.

Jag blir glad och utvilad om jag får sova en
hel natt utan att vakna. Ibland blir jag dock
klarvaken och går upp en stund mitt i natten.
Ett toalettbesök blir det i stort sett varje natt.
Går jag inte upp och bara ska vända mig kän-
ner jag smärta i benen, armarna eller krop-
pen. Mina tänder har jag börjat känna av
också, så en del tandläkarbesök har jag varit
på. Tänderna kan ju bli påverkade av alla be-
handlingar så nu ska jag till tandläkaren och
dra ut en tand som annars kan ställa till det
ännu mer.

Min återkomst till mitt arbete som konsult

blev en besvikelse så dit kom jag aldrig tillbaka. Nu har jag tack vare min man och hans bror kunnat få ett arbete som jag så smått börjat med. Nu är jag inte heltidssjukskriven. Så det ger mig en gnista att få känna av arbetslivet igen.

Mentalt är det annars upp och ner. Jag har märkt att jag blivit extra känslig. Råkar man trycka på en öm punkt. Eller att jag helt enkelt vaknar en morgon, inte känner glädje, känner oro för återfall. Kan denna känsla och tårar som bara kommer ligga kvar i flera dagar. Men samtidigt försöker jag kämpa på, det är en vardag med familjemedlemmar. Jag gråter mest i min ensamhet, vänder mig bort, stänger in mig i sovrummet eller på toaletten. Men ack så fel, häromdagen kom det bara och min man kom och satte sig bredvid mig och höll en arm om mig. Jag började prata ut om mina känslor och tankar. Det kändes lättande men hela dagen var jag urlakad och känslig. Jag pratar med mina närmsta vänner mest. Men det är så viktigt att med dem man bor med ska kännas tryggt. Att kunna prata öppet om hur man mår. Kanske börjar dem också berätta om sina tankar och hur de mår.

Det finns mobilappar som har med cancer att göra. Andra människor som har fått sin diagnos, är under behandling eller de som haft cancer. En person precis som jag som förstår och kan berätta sina erfarenheter. Jag laddade ner en sådan app och där skrev jag mina tankar och frågor kring det här med att komma tillbaka efter att cancerbehandlingen är slut. Hur de har känt och gjort när de varit klara. Jag fick flera svar om hur de har haft det, varma omtänksamma svar och jag förstod att jag fortfarande är «färsk» efter mina behandlingar. Man får ta små steg och vara snäll mot sig själv. Det är trots allt ett trauma man gått igenom.

Jag har ingen psykologisk hjälp, men nu känner jag att jag behöver det. För det är något som glöms bort, jag fick aldrig någon information om eftervård. Man är inte klar bara för att man är klar med behandlingarna. Lite hjälp efteråt behöver man för jag tror inte jag är ensam om att känna att det är en ny resa för återhämtning. Hur gör man, var kan man få hjälp med kroppen och själen?

Jag kontaktade Bröstcentrum som varit min trygga borg under resan och även nu efteråt.

Där jag kunnat ställa frågor och få svar, få samtal med läkare och intyg med mera. Men min behandlingstid är slut så en remiss till psykoterapeut var tyvärr inget jag kunde få. Men de rekommenderade Cancer rehabilitering. Dem kontaktade jag. Jag pratade med en trevlig fysioterapeut som ställde frågor. Hon skulle ha en kartläggning om mig med sina kollegor och återkomma inom några dagar.

Ett nytt samtal från trevliga fysioterapeuten några dagar senare och hon berättar hur de tänkt.

Jag får hjälp av fysioterapeuten om hur jag kan ta hand om min sargade kropp. Videosamtal med en kurator som har gett mig redskap om hur jag ska ta hand om det mentala. Insåg inte hur skört och jobbigt det var att komma tillbaka igen, men det går. Så be om information och hjälp om eftervård.